Iris Mutschler-Austere

Die Tapping-Technik in der Schule

Handbuch
für den Umgang mit Emotionen
im Schulalltag

3. Auflage – Juni 2016
Herstellung und Verlag:
BoD - Books on Demand, Norderstedt
Printed in Germany

Iris Mutschler-Austere
Life- & Business-Coach
www.lehrer-spiegel.com
www.iris-austere.com

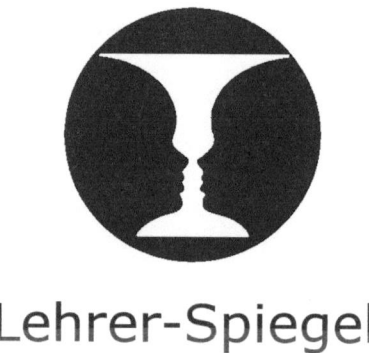

Lehrer-Spiegel

„Es ist manchmal besser einzuschreiten,
statt nur tatenlos daneben zu stehen und
einfach zuzusehen wie ein Unschuldiger leidet."

„Sei Du selbst die Veränderung,
die Du Dir wünschst für diese Welt."

Mahatma Gandhi

Vorwort

Meine Arbeit an Schulen begann 2011, als ich erstmals im Auftrag des Landesinstitutes für Schule und Medien (LISUM), Berlin, Fortbildungen für Schulpsychologen durchführte. Gefolgt von einer Gruppe von Schulleitern, fand die Tapping-Technik auch hier große Fürsprache, da die Notwendigkeit, emotionale Stabilität zu erlangen immer dringlicher wird.
2013 erweiterte sich mein Wirkungskreis zunächst an einzelnen Schulen in Form von Lehrerfortbildungen im Rahmen des pädagogischen Tages.
Seit 2015 werden die Seminare über die Sächsische Bildungsagentur, Dresden, angeboten.

In den Jahren seit ich an Schulen Fortbildungen für Lehrer, Mediatoren, Schulpsychologen und Schulleiter gebe, hat es mich immer wieder erstaunt, wie dankbar und kreativ dieses kleine Handbuch als ergänzende Hilfestellung oder Einstieg in die Arbeit mit den Schülern eingesetzt wird.

In den Feedbacks waren nicht nur die erstaunlichen Veränderungen, die die einzelnen Schüler erlebt haben bemerkenswert, sondern auch die Unterrichtsqualität im Allgemeinen und nicht zuletzt die Leistungen in den Klassenarbeiten.

In ihren langjährigen Studien hat Prof. Dr. Tina Hascher - Universität Salzburg, Autorin und Co-Autorin einer Vielzahl von Büchern über Schule, Lernverhalten und die Rolle von Emotionen in der Schule - klar deutlich gemacht, dass kein Lernprozess ohne Emotionen stattfindet und jegliche Interaktionen durch Emotionen gesteuert werden.
Dieses Wissen nun im Schulalltag umzusetzen wäre eine große, schier unmögliche Aufgabe für den einzelnen Lehrer – wenn er keine weiteren Hilfsmittel zu Verfügung hat und so lange Fortbildungen rein auf fachlicher Ebene stattfinden.

Genau hier setzt dieses Handbuch an. Es gibt dem Lehrer ein Werkzeug an die Hand, das es ermöglicht, Emotionen und den

Umgang damit im Unterricht zu thematisieren, ein- und umzusetzen. Sie betreten damit immer noch Neuland, sind Pionier und Wegbereiter. Denn speziell die Nachfrage von Lehrern nach einem direkten Hilfsmittel war es, die mich dazu bewegte, dieses Handbuch zu schreiben.

In erster Linie ist es für Lehrer/Erzieher und Ausbilder gedacht, die bereits persönliche Erfahrungen in Einzel-Coachings oder auf einem Seminar gesammelt haben. Gerade die Selbst-Erfahrung in der Praxis befähigt uns, kompetent mit anderen Menschen zu arbeiten. Der Weg im Umgang mit Emotionen in Schulen beginnt daher bei Ihnen selbst! Ein emotional befähigter Lehrer hat nicht nur für sich eine bessere Lebensqualität und stabilere Ausgangsposition im Beruf, sondern dies überträgt sich auch unweigerlich auf die Art und Weise wie er auf seine Schüler und Kollegen wirkt.

Die neue Ausgabe wurde nun ergänzt durch Erfahrungsberichte der Lehrer, die die Tapping-Technik mutig und über die Selbstanwendung hinaus mit ihren Schülern umsetzt. An dieser Stelle einen großen Dank an diejenigen, die ihre Zeit investieren, um den Wandel mit zu gestalten und Emotionen als wesentlichen Bestandteil des Lernprozess zu integrieren.

An dieser Stelle möchte ich noch einmal darauf hinweisen, dass diese Techniken aus der energetischen Psychologie stammen und Ihre Arbeit mit den Schülern sich darauf beschränken sollte, allgemeine Themen zu bearbeiten - das, was jetzt gerade vorliegt. Wenn dies bspw. im Einzel-Coaching dazu führt, dass tiefer liegende Probleme zum Vorschein kommen, sollten Sie das Coaching abbrechen und Kontakt mit den Eltern des Schülers aufnehmen, um eine mögliche therapeutische Unterstützung für den Schüler zu empfehlen. Die Klopftechnik ersetzt keine ärztliche Diagnose, Behandlung oder Beratung! Der Zweck, sie im Schulalltag einzusetzen dient ausschließlich der positiven Einwirkung auf aktuelle Situationen.

Auf meiner Website unter www.iris-austere.com steht Ihnen zudem ein Tapping-Video für Einsteiger (zur Selbstbehandlung) zur Verfügung, das ich unbedingt zur Ergänzung für diejenigen empfehle, die sich mit der Materie vertraut machen und so erste Erfahrungen bei sich selbst sammeln möchten.

Ebenso finden Sie dort Seminartermine, in denen Sie fachmännisch angeleitet werden, wie und wann ein Coaching durchgeführt bzw. an welcher Stelle abgebrochen werden sollte.

Das Lehrer-Spiegel Team ist gerne bereit an Ihrer Schule Vorträge und Seminare zu halten.   Mehr über den Lehrer-Spiegel erfahren Sie unter www.lehrer-spiegel.com
Scheuen Sie sich nicht, mich darauf anzusprechen!

Nun wünsche ich Ihnen Mut und die Bereitschaft, neue Wege zu gehen und Vorfreude auf die kommenden Veränderungen im Umgang mit sich und Ihrer Schulklasse!

Herzlichst Ihre

Index

Einführung in die Tapping-Technik

Die Entstehungsgeschichte

Dr. Callahans erste Erfahrungen –

1980 arbeitete der Psychologe Dr. Callahan mit einer Patientin, Mary, wegen einer starken Wasserphobie. Sie litt unter häufigen Kopfschmerzen und schrecklichen Albträumen, beides zu sehen in Zusammenhang mit ihrer Wasserangst. Dr. Callahan hatte sich seit eineinhalb Jahren bemüht, ihr mit herkömmlichen Mitteln zu helfen; mit dem Resultat, dass seine Patientin immerhin neben seinem Pool sitzen konnte, aber widerwillig und ohne das Wasser anzuschauen.
Eines Tages dann verließ er die eingeschliffenen Wege der Psychotherapie. Er hatte eine Fortbildung in Kinesiologie gemacht und gelernt, dass der Punkt unter den Augen der Endpunkt des Magenmeridians ist. Da Mary die Phobie im Magen spürte, bat er sie, diesen Punkt zu klopfen. Zu seiner Überraschung äußerte sie direkt, dass ihre Phobie weg sei. Sie rannte zum nahe gelegenen Swimmingpool und begann, sich Wasser ins Gesicht zu spritzen. Sie ist bis heute vollkommen befreit von ihrer Wasserphobie.

- ## Wirkhypothese der energetischen Psychologie

Dr. Callahans Erklärung für diese Entdeckung:

> „Der Grund für jedes negative Gefühl ist eine Unterbrechung im Energiesystem des Körpers."

Ungewollte Emotionen werden also durch Energieunterbrechungen verursacht. Als Mary ihre Angst spürte, war der Energiefluss durch ihren Magenmeridian unterbrochen. Dieses Energieungleichgewicht ist es, was die gefühlsmäßige Intensität bewirkt. Durch das Klopfen unter ihren Augen wurden Impulse durch den Meridian gesandt und die Unterbrechungen aufgehoben. Ein Gleichgewicht stellte sich ein. In dem Moment, wo der Meridian ausbalanciert war, verschwand die gefühlsmäßige Intensität - die Angst.

<u>Wie ein belastendes Gefühl verursacht wird:</u>

In der **traditionellen Psychotherapie** geht man davon aus, dass Gefühle durch Prozesse im Gehirn entstehen und folglich durch Gedanken regulierbar sind. Aus Erfahrung wissen wir alle jedoch, dass Emotionen sich nicht alleine durch das Verständnis warum und wie etwas verlaufen ist, einfach auflösen.

Die **energetische Psychologie** macht sich das tausende Jahre alte Wissen der chinesischen Heilkunst über Energieleitbahnen, Meridiane genannt, zunutze. Demzufolge sind Meridiane feinstoffliche Bahnen, ähnlich dem Nervensystem, die den ganzen Körper durchziehen und mit der Lebensenergie Chi versorgen. Sie sind zentraler Bestandteil z.B. in der Akkupunktur. Entsprechend geht die energetische Psychologie davon aus, dass negative Emotionen entstehen, wenn der **Energiefluss** durch ein Ereignis, das der Mensch als negativ einstuft, **unterbrochen** wird. Durch das Beklopfen bestimmter entsprechender Meridianpunkte und die gedankliche Verbindung mit dem Ereignis wird diese Blockade im Meridiansystem aufgelöst, die Energie kann wieder frei fließen und das Ereignis bleibt lediglich als neutrale Erinnerung im Gedächtnis, ohne emotionale Belastung.

Traditionelle Psychotherapie:

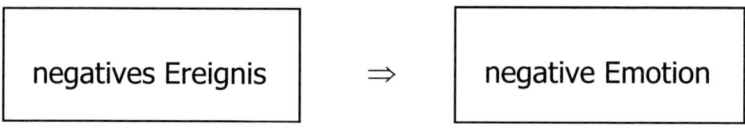

Energetische Psychologie:

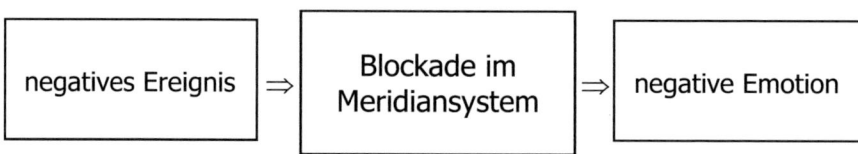

2

Wirkhypothese Dr. Michael Bohne
(Auszüge aus dem Buch Klopfen mit PEP, 2010)

Anwendung	Klopfen - **Emotion**	Selbstakzeptanzformel - **Kognition**
Hirnregion	Limbisches System (Amygdala)	dorsolateraler präfrontaler/ orbitofrontaler Cortex
Qualität der Intervention	• Archaisch / körperlich / vorsprachlich	• Sprach- / werte- / (selbst)beziehungs-, kognitions-orientiert
Klinischer Fokus	• Dys-/parafunktionale Emotionen • Schmerz • Psychosomatische Phänomene • Craving (auch dysfunktional euphorische Gefühle, wie z.B. beim Denken an suchtbesetzte Verhaltensweisen	• Dys-/parafunktionale Beziehungsmuster • Selbstvorwürfe • Vorwürfe / Erwartungshaltung anderen gegenüber • Altersregression • Dysfunktionale Loyalitäten ... und ihre dysfunktionalen Kognitionen
Konkrete Intervention	• Tapping während der Klient mit dem Thema assoziiert ist • Körperübungen, z.B. Überkreuzübung, Handrückenserie, Faustübung	• Verbal: auch wenn ich..., liebe und akzeptiere ich mich so, wie ich bin
Therapeutischer Effekt	• Primäre Zuwendung • Selbstberührung • Selbstwirksamkeitserfahrung • Reizkonfrontation	• Phänomenologisches Anerkennen, dass es so ist • Sowohl-als-auch-Logik • Ambivalenztraining • Selbstannahme / Selbstliebe
Therapeutische Beziehung	• Basales Pacing auf körperlicher und rhythmischer Ebene • Modell für Selbstberührung, da Therapeut mitklopft • Für den Therapeuten: Prophylaxe gegen Burn-Out und sekundäre Traumatisierungen • Dysfunktionale Gegenübertragungsgefühle können mittels Tapping reduziert werden	• Modell für: • Verbesserung der Selbstannahme und –liebe • Wertschätzung für das Symptom, die Leidensgeschichte, die Verstrickungen, die Blockaden • Ressourcen- und Lösungsfokussierung • Humor und Leichtigkeit

Tapping mit Schülern - Einführung

Teil I: Tapping mit einem Schüler

Diese Anleitung soll Ihnen und dem Schüler Unterstützung sein, wenn ein Schüler emotional so aufgebracht, unzugänglich oder unkonzentriert ist, dass er seine schulischen Leistungen und/oder die Klassengemeinschaft bzw. den Unterricht beeinträchtigt.
In diesem Falle ist es notwendig, dass Sie mit dem Schüler alleine sind, damit er sich frei äußern kann.

Wenn Sie nun einen geeigneten Platz aufgesucht haben ist das wichtigste, dass Sie sein Vertrauen gewinnen. Beim Klopfen kommt es nicht darauf an, dass Sie einen Einfluss auf den Schüler nehmen, sondern darauf, dass der Schüler seine emotionale Belastung auflöst.

Damit wird eine Ebene geschaffen, auf der Kommunikation, Interaktion und Konzentration wieder effektiv gestaltet werden können. Sie assistieren dem Schüler dabei, seine negativen Gefühle zu erkennen, zu benennen und aufzulösen.

Es ist hilfreich, wenn Sie Ihre Beobachtungsgabe schulen und nutzen, um Anregungen zu geben; achten Sie jedoch darauf, dass Sie nichts in den Schüler hineininterpretieren. Ihr Part ist es, zu beobachten, ohne zu bewerten. Nehmen Sie die Gefühle wahr und benennen Sie sie. Lassen Sie sich immer wieder bestätigen ob Ihre Wahrnehmung richtig ist. Lassen Sie den Schüler sprechen und greifen Sie das auf, was er vorbringt. Sollte er nicht reden wollen oder können, weil es ihm förmlich „die Sprache verschlagen" hat, können Sie Vorschläge machen.

- Sie assistieren dem/r SchülerIn, seine/ihre Gefühle zu erkennen und zu benennen.
- Beobachten und benennen, statt bewerten und interpretieren.
- Bestätigen lassen!

4

Teil II: Tapping im Klassenverband

Wenn Ihre Klasse zu Beginn oder während des Unterrichts unruhig ist und Sie ein gemeinsames Level erreichen möchten, finden Sie im zweiten Teil Anregungen wie und was Sie im Klassenverband klopfen können.

Auch zur Steigerung der Konzentrationsfähigkeit und zum Auflösen von Prüfungsangst können Sie z.B. vor einer Klassenarbeit gemeinsam klopfen. Dies kann mit Humor, spielerisch und auch interaktiv mit der Klasse gestaltet werden.

Ziel ist es, die Klasse zu verbinden und dennoch die Individualität der einzelnen Schüler zu respektieren. Dadurch kann ein Vertrauensverhältnis und Gemeinschaftsgefühl entstehen, das nicht nur die gegenseitige Akzeptanz erhöht, sondern auch entscheidend die Aufnahme- und Lernfähigkeit fördert.

Beispiele für gemeinsames Klopfen werden im zweiten Teil entsprechend dargestellt.

Klopfen im Klassenverband fördert die Gemeinschaft, die Aufnahme- und Lernfähigkeit.

Der Tapping-Ablauf

Hier finden Sie den kompletten Tapping-Ablauf wie er in einem Einzel-Coaching erfolgt. Wie bereits erwähnt ist dies nicht immer und in jeder Situation möglich und auch nicht nötig. Der Vollständigkeit halber, zur Orientierung, ist er in diesem Leitfaden enthalten.

Fühlen Sie sich frei, beliebige Varianten zu finden und auszuprobieren – es kommt nicht auf den Ablauf an, sondern darauf, die Emotion zu benennen und damit zu akzeptieren und in Folge dessen durch das Klopfen der Punkte aufzulösen.

Der komplette Tapping-Ablauf besteht aus fünf einfachen Schritten:

1. Ermitteln des Klopfthemas und des Klopfsatzes

2. Zuordnen des Skalenwertes

3. Klopfen der Handkante

4. Klopfen der Klopfpunkte

5. Prüfen des Skalenwertes

Der komplette Tapping-Ablauf ist nicht immer nötig!

---

1. Ermitteln des Tapping-Themas

1.1 Wenn Sie mit einem Schüler klopfen, fragen Sie zunächst einmal wie er/sie sich fühlt. Demzufolge müssen Sie nicht raten oder interpretieren, sondern können mit dem arbeiten was tatsächlich ist. Je genauer die Emotion benannt ist, desto schneller wird der Auflösungsprozess.

- **Das Tapping-Thema** ist die Emotion, die im Moment am stärksten fühlbar ist.
- Erst fragen, ob der Schüler selbst sagen kann was ist …dann Vorschläge machen
- Wieder prüfen ob der Vorschlag zur Emotion passt.

1.2 Wenn der Schüler nicht reden will/kann, weil er sich nicht traut oder selbst nicht benennen kann, was ihn belastet, können Sie Vorschläge machen:

„Kann es sein, dass Du: *- Angst hast?*

         - wütend bist?

         - ist es dir denn peinlich?

         - dich nicht traust?"

„Mir scheint, dass Du: *- ziemlich aufgeregt bist*

         - dich zurückgezogen hast

         - über irgendetwas traurig bist.

Liege ich da richtig?"

Erfahrungsgemäß wird der Schüler zumindest nicken oder den Kopf schütteln. Es ist auch gut möglich, dass, wenn Sie ein paar nicht zutreffende Vorschläge gemacht haben, der Schüler auftaut und sagt was er fühlt.

1.3 Das Tapping-Thema

Sie haben nun mit dem Schüler gemeinsam ermittelt, was ihn belastet. Dieses Tapping-Thema formulieren Sie in einem kurzen Satz:

Beispiele:

- *ich habe Angst, dass meine Mutter schimpft, weil ich eine fünf geschrieben habe*

- *ich bin wütend, weil Hanne mir etwas Blödes in mein Heft geschrieben hat*

- *es ist mir peinlich, dass ich die Hausaufgaben schon wieder vergessen habe*

- *ich traue mich nicht, vor der ganzen Klasse die Vokabeln aufzusagen*
- *ich bin aufgeregt, weil ich den Bocksprung noch nie geschafft habe*
- *ich habe mich zurückgezogen, weil alle immer so gemein zu mir sind*
- *ich bin traurig, weil Rolf jetzt nur noch mit Thomas rumhängt*
- *ich schäme mich, weil Bodo sich über meine Brille lustig macht*
- *ich habe Panik, weil ich Mathe nicht kapiert habe*
- *ich fühle mich hilflos, wenn Maja mich angreift*

> Einen Satz formulieren, der beschreibt, welches Gefühl besteht.

1.4 Ermitteln des Tapping-Satzes

Der **Tapping-Satz** ist dann die verkürzte Form des Tapping-Themas

- *meine Angst die Arbeit zu verhauen*
- *meine Wut auf Hanne*
- *es ist mir peinlich, dass ich so vergesslich bin*
- *ich traue mich nicht, vor der Klasse zu reden (meine Angst...)*
- *ich bin so aufgeregt vor dem Bocksprung*
- *ich zieh` mich zurück, weil die anderen gemein zu mir sind*
- *meine Traurigkeit wegen Rolf*
- *meine Scham wegen Bodo*
- *meine Panik über Mathe*
- *meine Hilflosigkeit Maja gegenüber*

> Die verkürzte Form als Tapping-Satz formulieren

2. Zuordnen des Skalenwertes

2.1 Nachdem das Tapping-Thema formuliert ist, fragen Sie den Schüler, wie intensiv er denn diese Situation empfindet. Dies gibt Ihnen die Möglichkeit, nach dem Tapping zu prüfen, ob die Belastung aufgelöst ist oder ob eine tiefer liegende oder gar völlig andere Belastung zum Vorschein kommt. Dazu später mehr.

2.1.1 Es gibt drei Möglichkeiten, den Skalenwert zu ermitteln:

1. Variante:
ältere Jugendliche, die das schon einschätzen können: von 0-10
0 = kein Problem 10 = extremste Belastung

2. Variante:
wenig – es geht – schon ziemlich – arg – richtig wütend – total wütend – extrem wütend

3. Variante:
Die Armspannweite nehmen: Hände zusammen = keine Belastung, je weiter auseinander, desto stärker die Belastung

2.1.2 Bei jüngeren Schülern können Sie auch die Bilderskala verwenden. Dies kann hilfreich sein, wenn der Schüler nicht sprechen möchte. Oft ist es auch so, dass er schon beim Finden seines persönlichen Wertes lockerer wird. Er fühlt sich ernst genommen und erwachsen, weil seine Emotion nicht als unberechtigt oder rational erklärbar abgetan wird.

- Der Skalenwert ist ein Messinstrument für „vorher-nachher".
- Skalenwert von 0-10
- Beschreibung
- Armspannweite
- Bilder

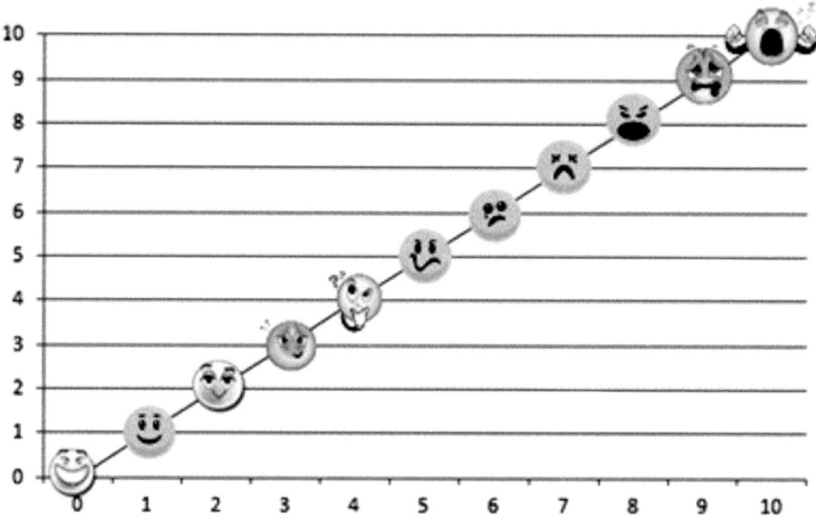

2.2   Wenn es im aktuellen Moment nicht hineinpasst oder störend wäre, den Skalenwert zu bestimmen, lassen sie diesen Schritt aus. Gehen Sie lieber mehr auf den Schüler ein, als das Protokoll zu wahren! Sie können anschließend immer noch fragen: Was hat sich verändert?   Wie geht es Dir jetzt?   Was ist jetzt mit Deiner Wut/Trauer/Angst/etc.?   Der Skalenwert ist ein Hilfsmittel, um Veränderung deutlich zu machen – für Sie und den Schüler. Sonst nichts...

Flexibel in der Anwendung bleiben

3. Tapping an der Handkante

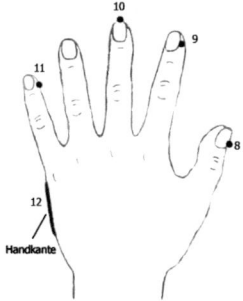

Mit den Fingern oder Fingerspitzen der einen Hand leicht die Handkante der anderen Hand durchgehend klopfen, so lange die Sätze - wie unten beschrieben - gesprochen werden.

3.1 Wenn der Schüler nun bestätigt hat, dass das Klopfthema so richtig formuliert ist, wird dieser Satz, in einen Obwohl-Satz mit verschiedenen Varianten formuliert und gesprochen:

3.2 Der Obwohl-Satz besteht aus zwei Teilen. Im ersten Teil wird das Klopfthema aufgegriffen und im zweiten Teil wird eine positive Verbindung zu sich selbst hergestellt.

Beispiel Obwohl-Satz für das Thema:

Angst vor der Klassenarbeit

3.2.1 erster Teil des Obwohl-Satzes:

„Obwohl ich Angst habe, dass ich

- *die Klassenarbeit verhaue...*
- *in der Arbeit nicht mehr alles weiß...*
- *bei der Arbeit alles vergesse...*
- *die Aufgaben durcheinander bringe...*
- *mich an die Formeln nicht mehr erinnere...*
- *wieder so viele Fehler mache..."*

11

3.2.2 zweiter Teil des Obwohl-Satzes:

Die u.g. Sätze sind Vorschläge, die <u>Sie</u> dem Schüler machen. Hier ist ihre Spontaneität gefragt, deshalb habe ich im späteren Teil weitere solcher Sätze für Sie zusammengestellt, damit sie ein kleines Repertoire haben.

- *weiß ich, dass ich gelernt habe und vertraue mir*
- *bin ich OK, so wie ich bin*
- *bin ich heute mal zuversichtlich, dass es klappt*
- *gehe ich die Sache jetzt ganz ruhig an*
- *gebe ich trotzdem mein Bestes*
- *konzentriere ich mich so gut ich kann*
- *lasse ich mich einfach nicht ablenken*
- *vertraue ich jetzt einfach mal, dass es klappen könnte*

Formulieren Sie 3-4 Obwohl-Sätze und sagen Sie diese dem Schüler vor. Der Schüler spricht einen nach dem anderen nach.

Handkante mit dem Obwohl-Satz beklopfen.

Der Obwohl-Satz besteht aus zwei Teilen:

1. Teil – aufgreifen des Klopfthemas

2. Teil – positive Bestätigung über sich selbst

Emotionale Fehlschaltung/Psychologische Umkehr

Das Klopfen der Handkante bewirkt, dass die sog. emotionale Fehlschaltung oder psychologische Umkehr aufgehoben werden kann. Wir alle kennen das: unser Verstand sagt uns, dass wir alle Voraussetzungen für ein Vorhaben mitbringen, aber ein innerer Saboteur verhindert, dass wir unserem Verstand folgen können – wir sind emotional blockiert (z.B. Vorsätze für das neue Jahr). Diese energetische Fehlschaltung kann durch das Klopfen der Handkante in Kombination mit der Bewusstwerdung und dem Aussprechen der Obwohl-Sätze meist effektiv aufgelöst werden.

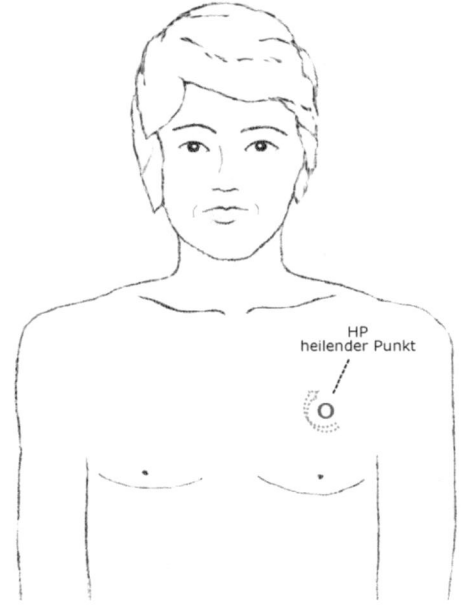

Alternativ zum Klopfen der Handkante können Sie auch den heilenden Punkt leicht mit der flachen Hand im Uhrzeigersinn reiben und dabei die Obwohl-Sätze sprechen lassen.

HP
heilender Punkt

Den inneren Saboteur ausschalten.
Alternative: Reiben des heilenden Punktes

13

4. Klopfen der Tapping-Punkte

Nachdem die Obwohl-Sätze in die Handkante geklopft oder am heilenden Punkt gerieben wurden, wird nun der oben bereits formulierte Klopfsatz in die Klopfpunkte geklopft. Bei jedem Klopfpunkt wird ein Mal der Klopfsatz gesprochen. Dies kann, wenn der Schüler möchte, auch gedanklich gesprochen werden. (Klopfpunkte s. Skizze)

- *meine Angst die Arbeit zu verhauen*
- *meine Wut auf Hanna*
- *es ist mir peinlich, dass ich so vergesslich bin*
- *ich traue mich nicht, vor der Klasse zu reden*
- *ich bin so aufgeregt vor dem Bocksprung*
- *ich zieh` mich zurück, weil die anderen gemein zu mir sind*
- *meine Traurigkeit wegen Rolf*

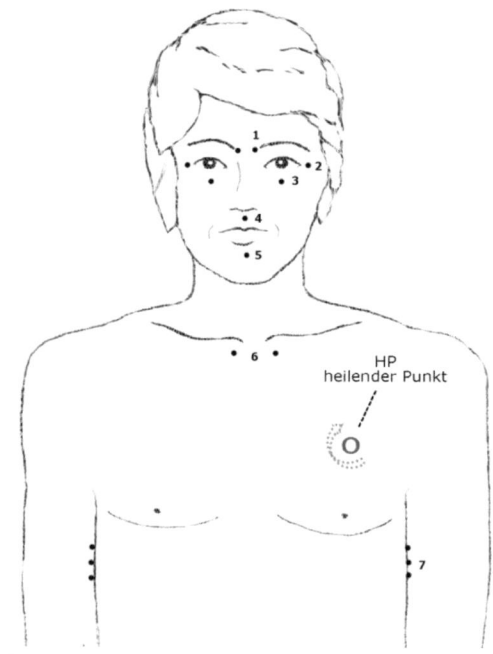

An jedem Klopfpunkt den Klopfsatz wiederholen.

5. Überprüfung des Skalenwertes

Wenn der Schüler alle Punkte durchgeklopft hat fragen sie ihn, was er denn jetzt fühlt, ob und was sich verändert hat.   Dies können Sie gut über den Skalenwert nachprüfen, in dem Sie ihn daran erinnern, dass der Skalenwert vorher z.b. 9-10 war und fragen, wie hoch er jetzt ist.

Der Skalenwert liegt bei 1-2: in diesem Fall noch einmal eine Runde klopfen mit: meine restliche Angst / Wut / Peinlichkeit / Scheu / Aufregung / Ausgrenzung / Traurigkeit/etc.

Der Skalenwert liegt über 3: hierbei fragen Sie nach, ob der Satz jetzt immer noch der gleiche ist, oder ob jetzt z.B. die Angst, die Arbeit zu verhauen, sich verändert hat in: die Angst, die Aufgaben nicht zu verstehen oder das Klassenziel nicht zu erreichen oder ein Blackout zu haben, etc.
Dann klopfen Sie den neuen Satz. Dies wiederholen Sie so lange, bis der Schüler Vertrauen hat, dass er das schafft.

Natürlich bedarf dies der Übung Ihrerseits, aber mit Spaß und Interesse können Sie mit dieser Methode sehr viel erreichen.

Wenn Sie tiefer in die Materie einsteigen, Feinheiten in der Anwendung kennenlernen und Übung auf neutraler Ebene bekommen möchten, können Sie sich auf meiner Website über Seminare informieren.   Sie können mich auch gerne telefonisch kontaktieren und Supervision und persönliche Coachings buchen.

- Skalenwert überprüfen
- Weitere Klopfrunde mit dem restlichen Gefühl oder mit einem neuen Klopfsatz

Profi werden durch Besuch eines Seminares: **www.iris-austere.com**

Der Tapping-Ablauf auf einen Blick:

1. **Tapping-Thema** ermitteln:
den Schüler fragen! - oder
Vorschläge machen, <u>die er bestätigt</u>.

2. **Skalenwert** einschätzen.

3. Handkante leicht beklopfen mit dem **Obwohl-Satz**:
„Auch wenn ich wütend bin, bin ich ein tolles Mädchen/Junge. ".

4. **Klopfsatz** an jedem Klopfpunkt
ein Mal sagen und den Punkt 7-10 x
leicht mit den Fingerspitzen beklopfen

- *meine Wut auf x* oder
- *meine Wut im Bauch/Hals/Kopf/Brust* oder
- *meine Wut, dass*
  ... ich ungerecht behandelt wurde
  ... immer alle gegen mich sind
  ... ich immer nachgeben muss

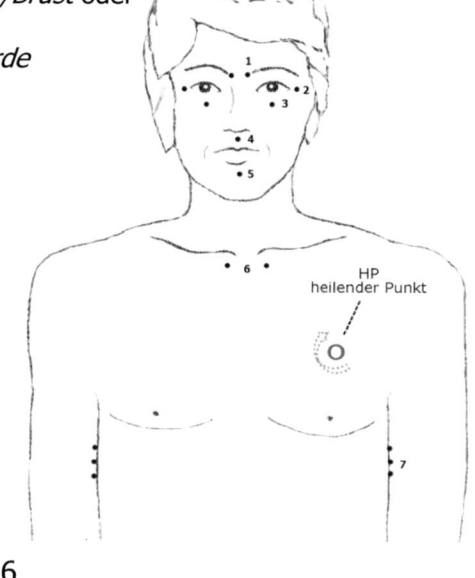

5. **Skalenwert prüfen**
Vorgang wiederholen
mit „restlichem" Gefühl
oder neuem Klopfsatz

16

Die Vielfalt der Emotionen

Aus meiner Erfahrung sind Gefühle oft nicht direkt abrufbar. Wir sind es nicht gewohnt, ihnen so viel Aufmerksamkeit zu geben. Das Vokabular ist meist begrenzt und die Nuancen nicht immer bewusst.

Aus diesem Grunde habe ich hier je eine Liste erstellt für negative und positive Emotionen, damit sie sich mit der Vielfalt von Emotionen vertraut machen können.

Es ist Ihnen vielleicht ein kleines Experiment wert, einmal jedes einzelne Gefühl laut auszusprechen und zu testen, ob sie einen „Empfänger" für dieses Gefühl haben. So bekommen Sie Übung darin, in der Praxis Beispiele parat zu haben.

Negative Emotionen:

• Trauer	• Erschöpfung	• Schwermut
• Hilflosigkeit	• Verdrossenheit	• Frustration
• Ohnmacht	• Überforderung	• Panik
• Depression	• Ärger	• Wut
• Kummer	• Abscheu	• Sorge
• Ekel	• Verachtung	• Angst
• Aggression	• Hoffnungslosigkeit	• Besorgnis
• Überraschung	• Verstörtheit	• Langeweile
• Verwunderung	• Missbilligung	• Reue
• Unterwerfung	• Ehrfurcht	• Hass

> Entgegen der Erwartungen können wir Emotionen und deren Vielfalt nicht immer benennen.
> Negative Emotionen sind Wegweiser, keine Dauerzustände!

Positive Emotionen:

Auch hier eine Erfahrung aus meiner Praxis: Die meisten Menschen glauben, dass positive Gefühle nur vorübergehend erlebbar sind. Sie sind davon überzeugt, dass glücklich sein immer nur Momentaufnahmen sind. Dieser Glaube wurde uns anerzogen und ist nur das: „ein Glaube".

Auch ich hatte diesen Glauben einmal und musste feststellen, dass er nicht stimmt! Ich habe über eigene Erfahrungen und Übung gelernt, dass mein Glückspegel dauerhaft positiv sein kann und ist. Es ist eine persönliche Entscheidung, ob ich negative Emotionen weiterhin speichere, alte negative Erlebnisse und die damit verbundenen Blockaden aufrechterhalte, oder ob ich sie nach und nach auflöse, mich frei mache und wenn neue negative Ereignisse geschehen, diese gleich bearbeite. Ja, das ist zunächst ein bisschen Aufwand – der sich aber in jedem Falle lohnt. Probieren Sie´s aus!

Machen Sie bei den positiven Emotionen ebenfalls den Test, wie es sich anfühlt, wenn Sie diese Worte sprechen und sich inhaltlich darauf einlassen.

• Wachsamkeit	• Interesse	• Antizipation
• Optimismus	• Gelassenheit	• Akzeptanz
• Vertrauen	• Zuversicht	• Freude
• Ekstase	• Liebe	• Euphorie
• Freiheit	• Toleranz	• Offenheit
• Verspieltheit	• Schutz	• Zuwendung
• Humor	• Lachen	• Motivation
• Schmunzeln	• Begeisterung	• Freundlichkeit
• Stolz	• Glück	• Zufriedenheit
• Ehrlichkeit	• fantastisch	• genial
• Selbstvertrauen	• Selbst-Verständnis	• Frieden

> Positive Emotionen können, dürfen und sollten angenommen und gelebt werden!

Einführung der Klasse in die Tapping-Technik

Stellen Sie die Tapping-Technik als eine Technik vor, die u.a. Sportler, Schauspieler, Redner und Manager anwenden. Sie können dies als Experiment einführen, das die Klasse als Gemeinschaft durchführt, mit dem Ziel:

- einen Rahmen zu schaffen, in dem Lernen Spaß macht
- den Zusammenhalt der Klasse als Verband zu fördern
- die Konzentration zu steigern
- das Selbstbewusstsein zu heben
- die Aufregung/Angst vor der Prüfung aufzulösen
- den Umgang mit Emotionen zu lernen

Jeder Mensch, ob jung oder alt, lernt gerne und automatisch - besonders, wenn es etwas ganz Neues ist und eine Art Abenteuer darin liegt.

Beziehen Sie die Klasse mit in das Experiment ein. Seien Sie offen für Vorschläge und Anregungen. Fragen Sie die Klasse, ob Sie dieses Experiment machen möchte und stimmen Sie demokratisch ab. Diejenigen, die nicht mitmachen möchten, dürfen diese Entscheidung treffen und stehen als Beobachter zur Verfügung. Sie werden – auch wenn sie nicht aktiv teilnehmen – von diesem Prozess profitieren. Der eine oder andere wird dies vielleicht sogar ablehnen. Lassen Sie ihn. Wir selbst brauchen auch manchmal ein bisschen länger, um Neues anzunehmen. Geben Sie diesem Schüler die Aufgabe, alle negativen Aspekte zu sammeln. Eine „Feldstudie" sollte doch auch dies zulassen.

Die Wirkung sollte dann am Ende oder in der nächsten Stunde gemeinsam besprochen werden. Jeder Schüler kann dann einen Kommentar vorbereiten, was mit ihm geschehen ist, ob und welche Auswirkungen er gemerkt hat.
Da Sie ihre Klasse kennen, können Sie bereits in der Vorbereitung Ihre eigenen Klopfsätze formulieren.

Wenn Sie im Rahmen des Experimentes den Schülern einmal als Hausaufgabe aufgeben, das was sie z.B. am meisten vor einer Klassenarbeit belastet, in einem Satz zu formulieren, dann liefert Ihnen das konkrete Klopfsätze. Diese können Sie z.B. anonym auf Zettel schreiben lassen und einsammeln. Sortieren Sie sie der Häufigkeit nach und nehmen Sie die drei wichtigsten in die Klopfrunde auf.

Haben Sie dafür nicht die Zeit, können Sie die Klopfsätze aus der hier aufgeführten Liste nehmen.

<u>Zum Thema Zeit:</u> Ja, dieser Prozess steht nicht in Ihrem Lehrplan und Sie fragen sich vielleicht, wann Sie dies einbauen können.

Wenn Sie davon ausgehen, dass das Klopfen mit der Klasse die Auswirkung hat, dass die Schüler sich besser konzentrieren können, dass sie ruhiger und gelassener werden, dass weniger Störungen auftreten und die Kommunikation produktiver wird, haben Sie alleine dadurch schon so viel Zeit gespart, dass die Einführung in die Tapping-Technik sich schon nach ein paar Wochen amortisiert.

- Tapping wird von Profis angewandt wie Sportlern, Schauspielern, Rednern, Managern
- Tapping als gemeinsames Projekt, in dem jeder seine Rolle selbst bestimmt
- Auswirkungen besprechen
- Anonym Sätze sammeln
- Wenn Konzentration, Aufnahmefähigkeit, Kooperation und Gemeinschaft gefördert werden, lohnt sich auch der Zeitaufwand.

Teil I: Der Tapping-Ablauf mit einzelnen Schülern

Voraussetzung für ein Einzel-Coaching ist immer, dass ein geschützter Rahmen besteht, d.h. keine anderen Schüler an diesem Coaching in irgendeiner Form teilnehmen können.
Wenn die Klasse die Voraussetzungen ermöglicht, dass Sie kurz mit dem Schüler vor die Tür gehen können, wäre das die eleganteste Lösung. Wenn dies nicht möglich ist, können Sie auch der Klasse eine Aufgabe zum Arbeiten im Stillen geben und den Schüler vorne am Pult, mit dem Rücken zur Klasse im Flüsterton coachen. Dies empfehle ich jedoch erst, wenn die Klasse insgesamt die Klopftechnik bereits kennt.
Die hier aufgeführten Beispiele eines Klopfablaufes können und sollten entsprechend den Reaktionen des Schülers variiert werden.

Einzel-Coachings in geschütztem Rahmen durchführen.

Beispiele:

1. Der Schüler kann/will nicht sprechen

⇒ Wenn ein Schüler sichtlich emotional außer Balance geraten ist, sich „normalen" Herangehensweisen verschlossen hat und auch kaum ansprechbar ist, können Sie erst einmal damit beginnen, rein die Handkante zu klopfen und das zu sprechen, was Ihnen auffällt.

⇒ Sagen Sie dem Schüler, dass Sie jetzt einen Satz sagen werden, den er, wenn er nicht stimmen sollte, gerne korrigieren kann.

⇒ Sie bitten den Schüler lediglich, durchgehend seine Handkante zu klopfen, während Sie die Sätze für ihn sprechen.

⇒ Sie können entweder immer den gleichen Satz sagen oder Sie bringen mehrere Sätze ein. Wenn Ihnen nur einer einfällt, nehmen Sie diesen.

<u>Klopfsätze</u>: Ein Schüler außer Rand und Band

- *ich muss schreien, damit ich gehört werde*
- *keiner hört mir zu und alle sind bescheuert*
- *ich kann mich nicht mehr beherrschen, weil ich sonst platze*
- *ich bin völlig genervt und flippe aus*
- *ich könnte alles kurz und klein schlagen, weil...*
- *ich raste völlig aus und kann nichts dagegen tun*

<u>Schlusssatz:</u> *jetzt beruhige ich mich erst mal, weil es mir dann besser geht.*

⇒ Nachdem Sie dies ca. 15-30 Sekunden gesprochen haben, fragen Sie den Schüler, wie es ihm jetzt geht und HÖREN SIE ZU! Wenn er immer noch keine Antwort gibt, klopfen Sie die folgenden Sätze:

- *ich bin sprachlos*
- *es nützt eh nichts, wenn ich was sage*
- *niemand nimmt mich ernst*
- *es hat keinen Sinn, etwas zu sagen, weil ich selber schuld bin*
- *ich traue mich nicht etwas zu sagen, weil ich eh immer falsch verstanden werde*
- *alle sind gegen mich*

<u>Schlusssatz:</u> *es scheint als wollte doch jemand zuhören, ich könnte es ja mal probieren.*

Verständnisvolles Herantasten an das Thema!

⇒ Wenn der Schüler immer noch nicht reden will, akzeptieren Sie das, mit der Frage, ob er sich jetzt beruhigt hat. Wenn er verneinend den Kopf schüttelt, fragen Sie ob er weiterklopfen will. Wenn er bejaht, klopfen Sie z.B.:

- *ich will ja, aber ich kann nicht*
- *ich bin wie gefangen*
- *irgendetwas hält mich verschlossen*
- *ich bin wie gelähmt*
- *in meinen Kopf kommt keine Ruhe*
- *in meinem Kopf geht alles durcheinander*

<u>Schlusssatz:</u> *ich erlaube mir, mich zu öffnen und frei zu sein. Und wenn es nur für den Moment ist.*

⇒ Wieder fragen Sie, ob er jetzt etwas dazu sagen will, ob er ihnen sagen kann, was ihn bedrückt. Dies nehmen Sie dann als nächstes Klopfthema.

Zuhören und auf den Schüler eingehen!

2. Aggression vor dem Unterrichtsbeginn
(Beispiel, wenn die Klasse die Klopftechnik nicht kennt.)

Sie kommen in die Klasse und Hans ist gerade dabei, Stühle, Bücher und Tische zu demolieren. Die anderen Schüler sind entweder ratlos oder versuchen, Hans zu beruhigen. Aber Hans ist so in Rage, dass er auf keinen mehr hört.
Sie gehen auf Hans zu und fordern ihn auf, mit Ihnen mit zu kommen. Sie gehen nach draußen. Am besten wäre es, Sie könnten kurz in einen separaten Raum gehen – zumindest in eine geschützte Ecke.
In diesem Falle haben Sie nicht viel Zeit, denn die Klasse wartet ja auf Sie, also nehmen Sie eine sehr verkürzte Form, einfach um Hans runter zu holen, damit der Unterricht friedlich und geordnet verlaufen kann.

Hier ein möglicher Ablauf:

L:	*Hans, was ist denn los, Du bist ja außer Rand und Band?*
H:	*Thomas hat sich wieder über mich lustig gemacht und mir reicht es jetzt.*
L:	*OK, Du hast Dich über Thomas geärgert und bist wütend, stimmt´s?*
H:	*Ja*
L:	*Gut – abgesehen davon, dass Du weißt, dass Deine Reaktion nicht akzeptabel ist, wollen wir mal sehen, ob wir nicht Deine Wut loswerden können, wäre das OK für Dich?*
H:	*Ja, aber wie? Das geht doch gar nicht und außerdem bin ich im Recht.*
L:	*Da gibt es eine Technik, die Profisportler und Schauspieler anwenden, um ihre Wut oder Angst aufzulösen; die ist ganz einfach – wollen wir sie einmal ausprobieren?*
H:	*Von mir aus.*
L:	*Du klopfst jetzt hier an der Handkante und sprichst mir nach: „meine riesen Wut auf Thomas, Thomas ist gemein zu mir und ich bin richtig wütend, ich bin so wütend, dass ich alles*

*zusammenschlagen will, ich bin so wütend, dass ich mir nicht
anders zu helfen weiß, ich kann meine Wut nicht aushalten."*

H: hat alles nachgesprochen

L: *Super, Hans. So, was ist jetzt mit Deiner Wut? Ist sie noch da?*

H: *Ja, aber nicht mehr so schlimm.*

L: *Gut, dann sag mir mal, wo in Deinem Körper Du die Wut am
meisten spürst.*

H: *Na ja, ich glaube im Bauch – oder vielleicht auch im Kopf.*

L: *OK, dann nehmen wir beide. Du klopfst jetzt die Punkte nach,
die ich Dir vormache und sagst bei jedem Punkt: „meine Wut im
Kopf und im Bauch".*

H: klopft und spricht den Klopfsatz (wenn er möchte, auch leise).

L: *Nun Hans, geht es Dir jetzt besser?*

H: *Ja*

L: *Gut, können wir jetzt Unterricht machen?*

H: *Von mir aus – grinst*

L: *Wir werden nach dem Unterricht noch einmal sprechen und
sehen, wie die Situation in Zukunft anders lösbar ist.*

Der Klopfablauf ist variabel und kann immer der jeweiligen Situation
angepasst werden. Den Störenfried beiseite nehmen und ein kurzes
Einzelcoaching machen

Kurz-Ablauf:

- Was liegt vor? Hans ist in **Rage**, hat also **Wut** bzw. **Aggression**

- Lassen Sie sich das beobachtete Gefühl **vom Schüler bestätigen**

- **Fragen**, ob er eine Technik von Profisportlern **ausprobieren will**

- **Handkante klopfen** mit o.g. Gefühl

- **Punkte klopfen** mit Gefühl und Körperteil, in dem das Gefühl spürbar ist

- Wenn das Gefühl weg ist, wieder in den **normalen Tagesablauf**
übergehen

3. Tränen nach verhauener Mathearbeit

Sabine verliert die Fassung und weint, weil sie die Mathearbeit verhauen hat. Sie will nicht reden, scheint sich zu schämen und hat sich total verschlossen.
Wenn die Klasse z.B. die Korrektur der Arbeit im Unterricht vornimmt, könnten Sie Sabine zu sich an das Pult holen und abgewendet von der Klasse im Flüsterton mit ihr klopfen. Dabei klopft Sabine die Handkante und sie machen Vorschläge, was sie klopfen könnte, z.B.:

- *ich bin enttäuscht, dass ich die Arbeit verhauen habe, obwohl ich so viel gelernt habe*
- *ich bin traurig, weil die ganze Lernerei umsonst war*
- *ich bin traurig, weil jetzt meine Versetzung in Gefahr ist*
- *ich habe Angst, dass meine Mutter/Vater mich bestraft*
- *ich komme mir total blöd vor*
- *ich bin verzweifelt, weil ich Mathe einfach nicht verstehe*
- *ich bin verzweifelt, weil ich glaube, dass ich das nie kapieren werde*
- *ich bin niedergeschlagen, weil ich mir nicht helfen kann*

Abschlusssatz: *Auch wenn das alles so ist, bin ich OK so wie ich bin.*

Fragen Sie dann Sabine, ob sie selbst beschreiben kann, was in ihr vorgeht, bzw. welcher ihrer Vorschlagsätze am treffendsten war.
Sagen sie ihr, dass sie diesen Satz jetzt gemeinsam mit Ihnen an sieben Punkten klopfen werden und bei jedem Punkt sagt sie diesen Satz.

Am Ende klopfen Sie noch mal die Handkante mit positiven Sätzen wie:

- *mein Lernen und mein Wille zahlen sich irgendwann aus*
- *ich bin stolz, dass ich gelernt habe und mache trotzdem weiter*
- *so schnell gebe ich nicht auf, ich werde das schaffen*

- *Mama und Papa können es auch nicht mehr ändern, ich weiß, dass sie mich lieben und nur das Beste für mich wollen, sie können nur so reagieren*
- *ich weiß, dass ich in anderen Fächern besser bin und Mathe krieg ich auch noch hin*
- *vielleicht ist es gar nicht so schwer und ich kann es, wenn ich entspannter bin*
- *ich fasse jetzt Mut und traue mir ein bisschen mehr zu*
- *Mathe ist nur ein Schulfach, es bewertet nicht mich als Person, ich bin trotzdem ein tolles Mädel*

Sicher haben Sie Ideen, die passender für den einzelnen Schüler sind, da Sie ihn ja bereits kennen. Bei den positiven Sätzen können Sie alles einbringen, was Sie als positive Eigenschaft des Schülers einschätzen.

Nun hat sich Sabine beruhigt, ist gefasster und sie können ihr vorschlagen, dass Sie dies auch zu Hause für sich machen kann.

Sabine beiseite nehmen und leise flüsternd mit ihr klopfen.

- Was liegt vor?
- Sabine ist **traurig** und **enttäuscht**. Sie kann nicht reden.
- Vorschläge machen und klopfen, was Ihnen dazu einfällt.
- **Sabine** einen Satz aus ihren Vorschlägen **wählen lassen**, der am besten beschreibt was los ist.
- **Punkte mit diesem Satz durchklopfen.**
- Positive Sätze in die Handkante klopfen.

Eigene Erfahrungen und Einschätzungen als Vorschläge mit einbringen und **bestätigen lassen!**

Ein Anleitungsvideo finden Sie auf:

http://lehrerspiegel.wordpress.com, unter der Rubrik: Videos

Beispiele für Obwohl-Sätze:

1. Mobbing:

1. Tapping-Thema
2. Skalenwert
3. Tapping an der Handkante mit Klopfthema:

Obwohl...

- *ich traurig bin, dass die anderen mich immer hänseln, weiß ich, dass ich ein ganz cooler Typ bin.*

- *ich hilflos bin, wenn die anderen mich ärgern, bleibe ich gelassen und suche mir Freunde, die zu mir passen und mich akzeptieren.*

- *ich mich schäme, wenn Bodo mich vor allen bloßstellt, lasse ich mich nicht unterkriegen und bin trotzdem gelassen.*

- *es mir Angst macht, wenn Kai mich anrempelt vertraue ich darauf, dass er damit aufhören wird, wenn ich nicht darauf eingehe.*

- *ich frustriert bin, dass Sven mich nie mitmachen lässt, bin ich froh, dass ich meine anderen Freunde habe und reagiere ganz locker, denn er kennt mich ja gar nicht richtig.*

- *ich wütend bin, dass Mario mich nachäfft, sammle ich jetzt meinen Mut und schütze mich durch Gelassenheit und Humor.*

- *ich Sylvia hasse, weil sie die anderen immer madig gegen mich macht, nehme ich ihr Getue nicht ernst und stehe dazu, dass ich trotzdem cool bin.*

- *ich erschöpft bin von der ewigen Hänselei, weiß ich, dass ich ihn nicht brauche, um meinen eigenen Weg zu gehen.*

4. Tapping-Runde mit Klopfsatz:
   meine Trauer / meine Hilflosigkeit / meine Scham...

5. Skalenwert – wenn nötig eine weitere Runde mit dem restlichen Gefühl oder einem neuem Klopfsatz

Ergänzung, wenn es die Zeit erlaubt:

Abschlussrunde mit positiven Sätzen an der Handkante klopfen, z.B.:

- *ich bin ein cooler Typ und vollkommen in Ordnung so wie ich bin. Ich bleibe gelassen, habe/finde Freunde, die zu mir passen und vertraue darauf, dass Kai die Lust verliert, wenn ich nicht mehr reagiere. Ich bin mutig und stolz darauf, dass ich das alles so gefasst anpacke. Ich gehe meinen eigenen Weg und schütze mich durch Gelassenheit und Humor.*

2. Aggression (Wut, Zorn, Hass)

1. Tapping-Thema
2. Skalenwert
3. Tapping an der Handkante mit Klopfthema

Obwohl...

- *ich so viel Wut in mir habe, dass ich sie irgendwo loswerden muss nehme ich sie erst mal an, damit ich sie wieder loslassen kann*

- *mir alles egal ist und ich nur noch Wut habe, lasse ich mich jetzt darauf ein und betrachte sie von außen*

- *ich nicht weiß wo hin mit meiner Wut, finde ich sie jetzt und gebe sie dann ab ins Universum*

- *diese Wut in mir brodelt, lasse ich jetzt die Hitze verdampfen und beruhige mich*

- *diese Wut mit mir wegrennt, schalte ich jetzt einen Gang runter und schau sie mir gelassen an*

- *diese Wut mich wie gefangen hält, befreie ich mich und betrachte das ganze jetzt mal auf andere Weise*

- *diese Wut keine anderen Gefühle in mir zulässt, akzeptiere ich, dass ich auch andere Gefühle haben könnte*

- *diese Wut mich beherrscht, befreie ich mich jetzt, damit ich wieder klar denken kann*
- *diese Wut sich in mir festgesetzt hat, lockere ich mich jetzt, damit sie gehen kann*
- *diese Wut berechtigt ist, schau ich jetzt mal wie ich anders reagieren kann*
- *diese Wut in meinem Bauch/Kopf/Hals/Brustkorb/Rücken/ Schulter sitzt, lockere ich mich jetzt, damit ich relaxed bin*

4. Tapping-Runde mit Klopfsatz: *meine Wut/Aggression/Zorn/Hass*

5. Skalenwert – wenn nötig eine weitere Runde mit dem restlichen Gefühl oder einem neuem Tapping-Satz

<u>Ergänzung, wenn es die Zeit erlaubt:</u>

Abschlussrunde mit positiven Sätzen an der Handkante klopfen:

- *ich bin ein cooler Typ und vollkommen in Ordnung so wie ich bin. Ich kann auch ruhig und gelassen meinen Standpunkt vertreten und meinen eigenen Weg finden, der zu mir passt. Ich bin vielseitig und öffne mich jetzt meinem eigenen inneren Frieden. Ich kann akzeptieren, dass andere anders sind und ich trotzdem wertvoll bin. Ich bin im Herzen ein guter Mensch. Es ist OK, wenn ich locker bin, dann kann ich klarer denken.*

3. Überforderung/Erschöpfung

1. Tapping-Thema
2. Skalenwert
3. Tapping an der Handkante mit Klopfthema

Obwohl...

- *ich mich von dem ganzen Lernstoff überfordert fühle, bin ich vollkommen in Ordnung*

- *ich mich überfordert fühle, mit allem klarzukommen, bin ich bereit, einen Weg zu finden*

- *ich mich überfordert fühle, gehe ich das jetzt langsam, Schritt für Schritt an*

- *ich mich überfordert fühle und mich das unsicher macht, bin ich ein guter Mensch und weiß, dass ich mein Bestes gebe*

- *es mich überfordert, ständig so viele Vokabeln zu lernen, erlaube ich mir, sie doch behalten zu können*

- *das Fach Chemie mich vollkommen überfordert, hat das nichts mit meiner Intelligenz zu tun und ich gebe mir emotionalen Abstand*

- *ich überfordert bin und nicht mehr klar denken kann, fordere ich mich selbst jetzt auf, locker zu sein – das tut mir gut*

- *ich total erschöpft bin von den vielen Anforderungen, weiß ich, dass ich noch viele innere Kräfte habe*

- *ich erschöpft bin, weil mir alles zu viel ist, sammle ich mich in mir drin und bin ganz cool und relaxed*

- *ich erschöpft bin und kein Land in Sicht ist, gebe ich mir innerlich Raum, mich zu erholen – ich bin OK*

4. Tapping-Runde mit Klopfsatz: *meine Überforderung*
  meine Erschöpfung

5. Skalenwert – wenn nötig eine weitere Runde mit dem restlichen Gefühl oder einem neuem Klopfsatz.

Anmerkung: Hier wäre es sinnvoll, zu fragen wie der Schüler sich fühlt durch die Überforderung/Erschöpfung. Diese Sätze wie:

- mein Ärger, dass ich so viel lernen muss oder
- meine Mutlosigkeit, dass ich so viel Lernstoff habe

dann wieder entsprechend klopfen.

Ergänzung, wenn es die Zeit erlaubt:

Abschlussrunde mit positiven Sätzen an der Handkante klopfen:

- *ich erkenne an, dass es wirklich viel ist, aber ich bin bereit, das zu meistern, ich bin jetzt zuversichtlich und mutig und lasse mich darauf ein, dass ich dies bewältigen kann. Ich bin vollkommen OK, das ist viel Stoff und es ist normal, dass mich das anstrengt, jetzt lasse ich locker und lerne entspannt weiter.*

Teil II: Tapping im Klassenverband

Einleitende Übungen

Um die Klasse auf einen gemeinsamen Nenner zu bringen, können Sie erst mal eine Körperübung machen. Dies ist besonders vor Klassenarbeiten oder in Situationen allgemeiner Aufregung zu empfehlen.

- Faustübung:
  Zur Synchronisierung der beiden Gehirnhälften machen Sie mit der linken Hand eine Faust, die leicht in die offene rechte Hand geschlagen wird. Dann macht die rechte Hand eine Faust, die in die offene linke Hand geschlagen wird. Dies 10 x hin und her.

```
Synchronisierung der Gehirnhälften
```

- Fingeryoga:
  Lassen Sie die Schüler diese Handstellung einnehmen und dabei den Satz wiederholen: „Ich bin gut so, wie ich bin". Sie können auch einen eigenen Satz bilden, der das Selbstvertrauen der Schüler steigern soll.
  Als Vorbereitung auf die innere Ruhe empfehle ich die Atemübung: beim Einatmen bis vier zählen, Luft anhalten bis vier zählen, ausatmen bis 8 zählen, halten bis vier zählen und wieder einatmen bis vier zählen... das Ganze 3 x hintereinander.
  Das Ausatmen geht doppelt so lange wie das Einatmen. Hierbei darauf achten, dass alle Luft aus dem Bauch- und Brustraum ausgepustet wird.

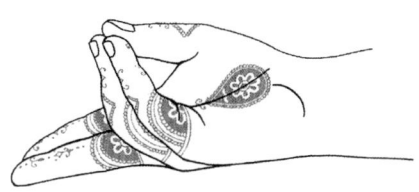

```
Selbstvertrauen steigern
```

33

- Atemgleichgewichtsübung:

Bequem hinsetzen, die Beine ausstrecken und das linke über das rechte Bein kreuzen. Dann die Arme ausstrecken und den rechten über den linken Arm kreuzen, die Handflächen zueinander drehen, die Finger miteinander verschränken und die Arme so gefaltet zum Brustbein ziehen. Ganz normal durch die Nase ein- und durch den Mund ausatmen, dabei beim Einatmen die Zunge leicht gegen den Gaumen drücken und beim Ausatmen die Zunge wieder locker lassen. Innerlich wird das Wort „Gleichgewicht" gesprochen oder sich eine Kinderwippe vorgestellt, die gleichmäßig auf und ab wippt. Durch diese Atemgleichgewichtsübung wird die Plus-Minus-Polarität des Körpers ins Gleichgewicht gebracht und die rechte und linke Gehirnhälfte synchronisiert.

Förderung der Konzentration und Synchronisierung der Gehirnhälften

- Aktivierung der Thymusdrüse:

Sie ist das Zentrum der Lebensenergie. Man beklopft im Dreivierteltakt entweder mit lockerer Faust oder mit vier Fingern leicht die Thymusdrüse, die sich etwa sieben Zentimeter unterhalb der Halsgrube befindet (s. Skizze). Während des Beklopfens spricht man 3-5 Mal die motivierende und ermutigende Formel: **„Ich liebe und glaube, vertraue, bin dankbar und mutig."** Diese 5 Begriffe sind die zentralen Anhaltspunkte für ein zufriedenes, ausgeglichenes Leben.
<u>Anmerkung:</u> Sie können auch mit der Klasse gemeinsam einen positiven Satz erarbeiten, der dem Alter entsprechend angepasst ist, z.B: „Gelassen und konzentriert schreibe ich jetzt die Arbeit".

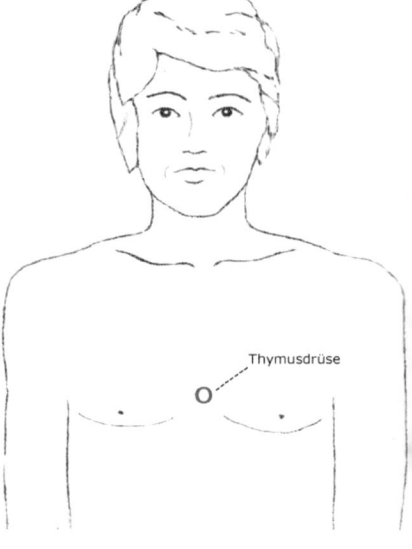

Thymusdrüse

Vitalisierung der positiven Lebensenergie

Der Tapping-Ablauf

Das Tapping im Klassenverband fördert das Zusammengehörigkeitsgefühl, den Teamgeist, die Kommunikationsfähigkeit und das Vertrauen.

Sie dürfen sich darauf freuen, dass der offene Umgang mit Emotionen und die Befähigung, diese selbst steuern zu können, enorme Entlastung für alle Beteiligten bringen kann. Es kann eine einzigartige Atmosphäre von gegenseitiger Akzeptanz entstehen, die selbst in der Erwachsenenwelt kaum ein vergleichbares Pendant finden wird. Sie sind Pioniere der emotionalen Schule.

Dies können Sie bei Themen machen wie:

- Klassenarbeiten, Tests, mündliche Prüfungen

- Aufregung durch einen Zwischenfall in der Klasse wenn z.B.:

    o ein Schüler sich im Sport sehr verletzt hat

    o jemand einen Unfall hatte

    o ein Lehrer schwer erkrankt ist

    o in den Nachrichten von beängstigenden Katastrophen berichtet wird

- Mobbing

    o Vorurteile und Glaubenssätze ausländischen Mitbürgern gegenüber

    o körperlicher/geistiger Behinderung gegenüber

    o sozial schwächer gestellten gegenüber

- Pisa Studie/sportliche Wettkämpfe

> Die Tapping-Technik verbindet, fördert die Klassengemeinschaft und das gegenseitige Verständnis. Die Themenbereiche sind grenzenlos – überall wo Emotionen auftreten.

Ermitteln der Tapping-Sätze:

- Sie können in Ihrer Vorbereitung Klopfsätze vorschlagen, die die Schüler bestätigen.

- Sie fragen die Klasse, welche Gefühle bestehen und sammeln diese Sätze an der Tafel

- Sie können Klopfsätze als vorbereitende Hausaufgabe geben.

Das Ermitteln des Skalenwertes:

erfolgt für jeden einzelnen Schüler im Stillen. Er merkt sich seine Zahl oder den Grad und prüft nach der Klopfrunde wie hoch dieser noch ist.

Nun klopft die ganze Klasse gleichzeitig und spricht auch laut die Sätze nach.

Wenn z.B. nach der ersten Klopfrunde nur noch ein Drittel der Schüler einen Skalenwert höher als 3 hat, können sie die weiteren Tapping-Runden mit den Sätzen machen, die diese einzelnen Schüler vorgeben. Der Rest der Klasse klopft weiter mit.

Beispiel I: Vor der Klassenarbeit

Tapping vor einer Klassenarbeit kann und wird bestimmt einen positiven Effekt auf die Leistungen der Schüler haben.
Sie können zu Beginn erst einmal eigene Sätze vorschlagen, die allgemeingültig sind.

1.1. Aufregung:

Handkante:

1. Satz (3x):   *obwohl ich wegen der Klassenarbeit **aufgeregt bin**, erlaube ich mir innere Ruhe, damit ich mich konzentrieren kann.*

2. Satz: *obwohl es ein Risiko für mich bedeutet, diese Aufregung zu verlieren, akzeptiere ich mich so, wie ich bin.*

Klopfpunkte: *meine Aufregung*

Handkante: *ich bin ruhig und gelassen und erlaube mir, mich zu konzentrieren. (3 x)*

1.2. Konzentration:

Handkante:

1. Satz (3x):   *obwohl ich glaube, dass ich mich nicht konzentrieren kann, akzeptiere ich mich voll und ganz.*

2. Satz: *obwohl es mir unmöglich erscheint, diesen Glauben aufzulösen, erlaube ich mir, mich doch zu konzentrieren.*

Klopfpunkte: *ich kann mich nicht konzentrieren*

Handkante: *ich bin konzentriert und in meiner Mitte. (3 x)*

1.3. Angst, nicht alles zu wissen:

Handkante:

1. Satz (3x): *obwohl ich Angst habe, dass ich nicht alles weiß, akzeptiere ich mich voll und ganz.*

2. Satz: *obwohl ich diese Angst brauche, akzeptiere ich mich voll und ganz.*

Klopfpunkte: *meine Angst, nicht alles zu wissen*

Handkante: *ich vertraue mir jetzt und nutze das, <u>was</u> ich weiß.*
(3 x)

1.4. Schuldgefühl, nicht genug gelernt zu haben:

Handkante:

1. Satz (3x): *obwohl ich dieses Schuldgefühl habe, akzeptiere ich mich voll und ganz.*

2. Satz: *obwohl ich es nicht verdient haben könnte, dieses Schuldgefühl zu verlieren, akzeptiere ich mich voll und ganz.*

Klopfpunkte: *mein Schuldgefühl*

Handkante: *ich verzeihe mir und gebe jetzt mein Bestes.* (3 x)

1.5 Angst/Unsicherheit, ich schaffe/weiß nicht alles

Handkante:

1. Satz (3x): *obwohl ich Angst habe, dass ich nicht alles schaffe/weiß, akzeptiere ich mich voll und ganz.*

2. Satz: *obwohl ich es nicht verdient haben könnte, diese Angst zu verlieren, akzeptiere ich mich voll und ganz.*

Klopfpunkte: *meine Angst/Unsicherheit*

Handkante: *ich gebe mein Bestes und vertraue mir.* (3 x)

Als zweite Variante können Sie drei Schülern die Möglichkeit geben, ihre persönlichen Anliegen zu nennen.
Dies erfordert natürlich, dass ein gewisser Vertrauenspegel bereits existiert und ist eventuell erst sinnvoll, nachdem Sie bereits ein paar Mal die erste Variante praktiziert haben.

Sie fragen also: „Wer hat heute besondere Bedenken wegen der Klassenarbeit?"

Dies formulieren Sie dann in ein Tapping-Thema und gehen wie gewohnt vor. Da in der Regel irgendein Anteil dieser Bedenken auch bei den Anderen besteht, klopft nun die ganze Klasse diesen Tapping-Satz mit.

Sie können auch die Schüler in der letzten Stunde vor der Klassenarbeit fragen, welche Klopfsätze Sie am Tag der Arbeit klopfen möchten.

Je mehr Sie die Schüler mit einbeziehen, umso größer wird das Vertrauen.
Emotionale Freiheit heißt, Emotionen anzunehmen:
- wenn sie negativ sind - die Blockade im Meridiansystem auflösen,
- wenn sie positiv sind - die Akzeptanz, dass positives Wohlbefinden „normal" ist.

Beispiel II: Verletzung/Unfall/Schock

Selbstverständlich kommt nach wie vor an erster Stelle erste Hilfe zu leisten, den Notdienst oder Krankenwagen zu bestellen.

In der Zeit, in der Sie warten bis Hilfe kommt, können Sie folgendes tun:

Wenn ein Schüler sich verletzt hat, soll er – wenn möglich – direkt am Schlüsselbein klopfen (vorausgesetzt dieses ist nicht verletzt). Zunächst genügt es, wenn er nichts weiter tut, als zu klopfen. Wenn der erste Schock nachgelassen hat, kann er bereits beginnen, das zu klopfen, was ihm genau in diesem Moment durch den Kopf geht. Es genügt, wenn er dies in Gedanken tut, er muss es nicht laut aussprechen.

Wenn der Schüler selbst nicht klopfen kann, können Sie ihn fragen, ob Sie ihn beklopfen sollen. **Unbedingt die Genehmigung hierzu einholen!**

Sie können aber auch stellvertretend für den Schüler klopfen, d.h. Sie klopfen an Ihrem Schlüsselbein stellvertretend das, was Sie am Schüler beobachten.

In meiner Praxis und besonders in meiner persönlichen Erfahrung hat sich immer und immer wieder bestätigt, wie schnell und einfach der erste Schock aufgelöst wird, der Schmerz nachlässt und wie das Tapping den Heilungsprozess beschleunigt. Dies sind subjektive Beobachtungen und Empfindungen. Jedoch, der Schock und Schmerz sind ebenfalls subjektive Empfindungen. Probieren Sie es einfach mal selbst aus, das ist der überzeugendste Weg, zu Erkenntnissen zu kommen.

In jedem Falle können Sie mit Tapping nichts falsch machen oder verschlimmern, somit ist es immer einen Versuch wert!

Bei Verletzungen klopfen Sie nur am Schlüsselbein (auch als Notfallpunkt bekannt) und klopfen das, was jetzt im Moment da ist, z.B.:

- *Aua, Hilfe*
- *tut das weh!*
- *so ein Ärger*
- *mein Arm tut so weh*
- *oh Gott*
- *Hilfe, sieht das schlimm aus*
- *ich Tollpatsch*

- *mein Schock*
- *Hilfe, ich blute*
- *ich kann nicht laufen*
- *ich könnte schreien*
- *das pocht so*
- *was mache ich nur*
- *der Depp hat nicht aufgepasst*

Wenn Sie an einem Verletzten - **selbstverständlich erst nach der ersten Hilfe** - klopfen, achten Sie darauf, dass sie die Genehmigung einholen, das Schlüsselbein nicht verletzt ist oder schmerzt und dann klopfen Sie ohne etwas dazu zu sagen. Sie können auch alternativ die Handkante klopfen bis professionelle Versorgung eintrifft.

Beispiel III: Schock/Entsetzen

Nicht selten passieren Dinge im Umfeld, bei denen wir schockiert, hilflos und ratlos sind. Nachrichten wie Naturkatastrophen, Amokläufe, Kriege sind für uns alle schwer zu verdauen und berühren uns oft tief im Inneren. Sie machen uns unsicher und ängstlich.

In meiner Praxis habe ich nicht selten Jugendliche, die durch solche Ereignisse tief getroffen und verstört sind.

Wenn dies im Klassenverband besprochen und bearbeitet wird sehen die Jugendlichen, dass sie nicht alleine betroffen sind und können in der Gemeinschaft diese Belastung auflösen.

Dazu sollte der Lehrer jedoch tatsächlich bereits ein Seminar besucht haben und vor Allem zuerst bei sich alle belastenden Faktoren aufgelöst haben. Bei dieser Thematik kommt es auch sehr darauf an, die positiven Sätze am Ende der Klopfrunde entsprechend parat zu haben. Aber selbst wenn Sie lediglich ein paar Aspekte auflösen ist das besser, als gar nichts zu tun!

Sie können also wieder allgemeine Sätze klopfen wie:

Obwohl...

- *ich schockiert bin, dass so viele Menschen verletzt sind/ums Leben kamen, akzeptiere ich mich voll und ganz*

Klopfsatz: *mein Schock*

pos. Satz: *ich bin dankbar, dass ich in Sicherheit bin und segne die Betroffenen.*

- *es unbegreiflich ist, dass dies geschehen ist, ...*

Klopfsatz: *ich kann das nicht begreifen*

pos. Satz: *ich akzeptiere, dass die Welt viele Facetten hat, über die ich nicht entscheiden kann.*

- *ich traurig bin über das Schicksal dieser vielen unschuldigen Menschen,...*

Klopfsatz: *meine Trauer*

pos. Satz: *ich vertraue darauf, dass jeder sein Schicksal meistern wird.*

- *ich wütend bin, dass die Natur so grausam sein kann, ...*

Klopfsatz: *meine Wut*

pos. Satz: *ich nehme den Lauf der Natur an und vertraue, dass ich als Teil der Natur darin bestehe.*

- *ich wütend bin, dass die Politiker so eigennützig und unverantwortlich handeln,...*

Klopfsatz*: meine Wut*

pos. Satz: *ich bin dankbar, dass ich einen Sinn für die Gemeinschaft habe und tue diesbezüglich was ich kann.*

- *entsetzt bin, dass solch eine Gewalttat geschehen ist,...*

Klopfsatz: *mein Entsetzen*

pos. Satz: *ich besinne mich auf mich und meine Stärken und gebe Liebe in die Welt.*

Gerade bei solchen Ereignissen empfehle ich, die Sätze gemeinsam mit der Klasse zu formulieren!

Beispiel IV: Sportlicher Wettkampf

Im Sport ist die Bedeutung des Mentaltrainings allgemein bekannt – die sportliche Leistung hängt entscheidend von der mentalen Stabilität des einzelnen Sportlers ab. Tapping wird in den USA in vielen großen Mannschaften angewandt, wie z.B. im Baseball oder auch Basketball.
Hier können Sie im Team klopfen, z.B. Erfahrungen aus der Vergangenheit:

Obwohl...

- *wir noch nie gegen die ... Schule gewonnen haben, sind wir ein super Team und halten zusammen*

- *das andere Team bisher besser war, sind wir mental stark und vertrauen auf uns*

Klopfsätze: - *meine Angst wieder zu verlieren*
   - *meine Zweifel, dass wir gegen ... gewinnen können*
   - *meine Überzeugung, dass wir wieder verlieren*

Handkante: *ich vertraue unserem Team, gemeinsam sind wir stark*

- *wir schwächer sind als das andere Team, geben wir unser Bestes und damit uns eine Chance zu gewinnen*

Klopfsatz: - *mein Glaube wir sind schwächer*

Handkante: *wir halten zusammen, ergänzen uns und können damit auch gewinnen*

Gerade im Team kann gemeinsames Tapping noch einmal den Zusammenhalt und das Teamgefühl verstärken. Hier empfiehlt es sich als positiven Satz, die Teamparole zu klopfen oder etwa: „Gemeinsam sind wir stark!", „Wir sind Gewinner!" o.ä.

Bei schwachen Teammitgliedern empfehle ich ein Einzel-Coaching mit faktischen Themen wie:

Obwohl...

- *ich schwach beim Abschlag bin, akzeptiere ich mich so wie ich bin und gebe meine volle Konzentration, wenn ich dran bin*

Klopfsatz: *mein Glaube ich habe einen schwachen Abschlag*
Handkante: *ich erlaube mir, den Abschlag richtig gut zu machen*

- *ich glaube, dass ich zu langsam bin, akzeptiere ich mich so wie ich bin und überrasche mich selbst mit neuer Geschwindigkeit*

Klopfsatz: *mein Glaube, dass ich zu langsam bin*
Handkante: *ich erlaube mir, schneller zu sein, als ich mir zutraue*

- *ich mich nicht konzentrieren kann, weil ich so aufgeregt bin, gehe ich in meine Mitte und bin nur beim Spiel*

Klopfsatz: *ich kann mich nicht konzentrieren*
Handkante: *ich bin ganz ruhig und gelassen, weil ich gerne spiele*

- *ich vor Aufregung einen Kloß im Hals habe, akzeptiere ich mich so wie ich bin*

Klopfsatz: *meine Aufregung*
Handkante: *ich wandle die Energie meiner Aufregung in Fokussierung um*

Jeder Profisportler lernt Mentaltechniken, um so konzentriert wie nur möglich im Spiel anzutreten. Tapping ist schnell, einfach und effektiv, um Ängste, Glaubenssätze und Zweifel aufzulösen!

Erfahrungsberichte

von, Cornelia Richter, die beim Tapping in der Selbsterfahrung solch überzeugende Veränderungen erfahren hat, dass sie ihre Schulleiterin darauf angesprochen hat, die Fortbildungen in ihrer Schule anzubieten. Dort wurden dann innerhalb von einem Jahr alle vier Einführungsmodule umgesetzt und Frau Richter bekam die offizielle Erlaubnis, Tapping bei einzelnen Schülern anzubieten.

Inspiration für Tapping von Cornelia Richter
Berufsschullehrerin, BSZ Löbau

Seit 16 Jahren arbeite ich als Berufsschullehrerin. Für mich ging ein Wunsch in Erfüllung, der mir in den 1980er Jahren aus politischen Gründen verwehrt wurde. Mein Hobby, die Arbeit mit Rindern, machte ich zum Beruf, wurde Rinderzüchter mit Abitur und studierte Tierproduktion an der Humboldt Universität.

In den 1990er Jahren entschied ich mich bewusst für die Erziehung unserer 3 Kinder und arbeitete in kleineren Jobs.

2000 wurde ich als Quereinsteigerin eingestellt. Seither arbeite ich mit Leib und Seele und großer Liebe als Lehrerin, unterrichte Landwirte und Tierwirte in Tierproduktion.

Der sehr anspruchsvolle und gleichzeitig sehr erfüllende Beruf fordert täglich vollen Einsatz. Mich kostet die Arbeit sehr viel Kraft, ich bin temperamentvoll und auch im Denken, Handeln und Tun immer voll dabei. Es stauten sich im Laufe der Jahre immer mehr negative Emotionen an, wie ich auch bei vielen meiner Kollegen feststellen konnte.

Vor ca. 8 Jahren bemerkte ich besorgniserregend, dass meine Kraftreserven, die ich in den Ferien wieder „aufgefüllt" hatte, immer recht schnell verbraucht waren. Ich war oft sehr müde, hatte Kopfschmerzen, benötigte viel Zeit, um mich wieder zu regenerieren. Ich habe dort manchmal den Kontakt zu mir selbst verloren.

Da ich nichts von Alternativen halte, die negative Emotionen überdecken, wegschieben, den Schmerz abschalten (z.B. Medikation), ohne die Ursache zu bekämpfen, hat sich für mich mit dem Erlernen der Tapping Methode eine Möglichkeit eröffnet, die mir selbst viel innere Ruhe, Gelassenheit und Frieden verschafft, dass ich wieder mit neuer Kraft an meine Lehrertätigkeit gehen kann.

Auf die Tapping-Technik wurde ich durch eine Freundin, die als Grundschullehrerin arbeitet, aufmerksam gemacht.

Bei Iris Mutschler-Austere, habe ich dazu Coaching-Stunden in Anspruch genommen, selbst tiefgründig aufgearbeitet und dabei die Tapping-Technik bei aktiver eigener Anwendung umgesetzt. Anfänglich erschien mir die Methode sehr ungewöhnlich.

Das persönliche Ergebnis, dass negative Emotionen sich tatsächlich auflösen, hat mich sehr schnell überzeugt. Jetzt hat sie sich als ein wunderbarer täglicher Begleiter in unserem anspruchsvollen Beruf bewährt.
Es ist wunderbar, von Innen heraus Gelassenheit, inneren Frieden und Ruhe aktiv leben zu können, das auch täglich erfahren, die Kraft und Energie sparen zu können und sinnvoll einzusetzen. Mich erfüllt große Dankbarkeit, von Iris diese Methode gelernt zu haben.

Ich besuchte inzwischen alle Module, die zum Erlernen von Tapping angeboten werden.

Bald entwickelte sich in mir der Wunsch, diese Methode in der Schule anzuwenden. Täglich erlebt man im Schulalltag Kinder, die emotional sehr belastet sind. Oft ist der Lehrer auch der Ansprechpartner, Zuhörer und Tröster, damit wieder ein Zugang geschaffen werden kann. Das habe ich inzwischen schon oft getan, mir einfach aus freien Stücken die Zeit genommen. Mit sehr positiven Folgen.

Das auslösende Ereignis war ein Mädchen. Es wendete sich verzweifelt an mich, wusste keinen Ausweg aus der familiären Situation mehr. Neben einfachen Dingen, wie Tee trinken, trösten, haben wir gemeinsam mit Tapping angefangen. Sie konnte dort noch gar kein Wort hervorbringen. Langsam löste sich der erste Schock und wir haben geredet und geklopft.

Oft habe ich selbst einfach Schüler angesprochen, die auffällig im Unterricht waren, entweder sehr nervös, emotional sehr erregt oder auch welche, die sich ängstlich zurückzogen, vor anderen nicht reden wollen, vor die Klasse gehen - manchmal im Moment unüberwindbare Hindernisse.

Zeitlich ist meist zwischen 30 min und 1,5h notwendig.
Ich teile mir das sehr gut ein, unterrichte auch die volle Stundenanzahl.

Habe ich mit jemandem Tapping Termin, spielt dann der Faktor „Zeit" eine sehr untergeordnete Rolle. Wichtig finde ich, der Schüler hat sein Thema und man erarbeitet gemeinsam das Tapping-Thema und kann es gut lösen. Häufig sind die Schüler sehr froh und entspannt, bzw. entlastet, da sie Emotionen aufgelöst, neue Möglichkeiten gefunden haben und wir diesen Weg gemeinsam gehen.
Solch gemeinsame Coaching-Stunden nützen mir für meinen Unterricht sehr viel. Man hat zusammen gearbeitet, etwas geschafft, da steigert sich die Aufmerksamkeit und der Wille zu Lernen und auch die Beziehungsebene Lehrer Schüler wird enorm gestärkt.

Auf Anraten von Iris schreibe ich ein Schüler-Klopftagebuch. Das hilft mir, ich weiß, was ich wann mit wem geklopft habe und es ist gut nachzulesen, wie habe ich etwas aufgelöst.

Im Folgenden sind einige Ausschnitte aus meinem Schüler-Klopftagebuch für Sie zugänglich gemacht. Ich stehe auch gern für persönliche Anfragen zur Verfügung.

Erfahrungsbericht 1: Leistungsdruck

Schülerin 19, hat Angst, mündliche Leistungskontrollen vor der Klasse zu absolvieren, kann nicht sprechen, weint, hat in vorherigen Schulen immer eine extra Einzelkontrolle bekommen, damit es überhaupt geht, Grundschule kritisiert, weil zu langsam, falsche Antworten, überfordert.

Einführung, Verlauf spez. Klopfsätze: habe sie angesprochen, ob sie eine Methode kennenlernen möchte, mit der es möglich ist, diese Angst zu überwinden. Methode gesamt erklärt, etwas verwundert über neue Technik, beim 1.Treffen nur Thymusliste und Erklärung Klopfablauf (etwas zurückhaltend), 2.Treffen- Ausgleichsübung Atmen, Thymusklopfen, mit Glaubenssatz

- obwohl ich Angst habe, vor der Klasse zu versagen...
- obwohl es möglich ist, das ich nicht mehr weiter weiß und ich kritisiert werde...

⇒ wähle ich, meine Angst aufzulösen, weil ich sie nicht mehr brauche. Ich weiß, dass ich mich gut auf den Unterricht vorbereitet habe, das es mir Freude macht, über die Dinge zu reden, die ich für meinen Beruf benötige, das ich ruhig und gelassen bleiben kann, bei einer falschen Antwort mir der Lehrer Fragen stellen kann, jeder andere Mitschüler auch in die Situation kommt und vor der Klasse seine Leistungen zeigen wird.

<u>Aufnahme durch den Schüler:</u> da sie es „einfach gut" fand, konnte sie beim 2. Treffen das Problem komplett klären

<u>Entwicklung, mit Ergebnis:</u> 2 Tage später mdl. Kontrolle vor der Klasse, es verlief ohne Aufregung vorher und ohne Aufregung in der Stimme. Auf meine Anfrage, ob alles ok ist, sagt sie: *„ Ich habe mich selbst nicht erkannt, bin ich die, die hier vorn steht?"*

<u>Klopft der Schüler weiter, Zitat über die erlernte Technik:</u> klopft täglich Thymusdrüse, *„mir geht es so wohl dabei",* klopft auch nach Monaten des Erlernens von Tapping weiter und ist richtig aufgeschlossen geworden. Hat keine Probleme mehr beim Vortagen vor der Klasse, allein oder auch bei Gruppenarbeit.

Erfahrungsbericht 2: Mündliche Prüfungen

Schülerin 21, sehr ruhig, eher ängstlich, bei direkter Ansprache aber offen, bzw. wenn ich sie ansehe/spreche, steckt in ihren Gedanken viel mehr dahinter, als sie zeigen will/kann. Beim 2. Treffen, Bsp. vor der Klasse sprechen, bis dahin kein Wort herausgebracht, früher haben sie immer 3 Jungs wegen ihrer schüchternen Art beim Sprechen gehänselt. Hat dabei Angst, zittert, nervös.

<u>Einführung, Verlauf spez. Klopfsätze:</u> habe sie angesprochen, traut sich nicht richtig, ließ sich gehen, krankgeschrieben, Unterrichtsstoff nicht nachgeholt, sagt, sie hat Probleme und weiß nicht, wie sie das angehen soll, es wird alles zu viel, sie hat schon eine Lehre geschmissen. Methode gesamt erklärt, verwundert über neue Technik, beim 1.Treffen nur Thymusliste und Handbuch als PC-Datei,

2.Treffen- Ausgleichsübung Atmen, Thymusklopfen, mit Glaubenssatz, kurze Erklärung Klopfablauf (zurückhaltend), Bsp. für eigenes Selbstwertgefühl,

- obwohl ich Angst habe vor der Klasse zu sprechen,...

⇒ wähle ab sofort, meine Vorträge vor der Klasse vortragen zu können, da ich mich fachlich fundiert vorbereite, ich den Zuhörern mein Wissen gern vermittle, dabei ruhig und sachlich reden kann, ich mich mit Freude an meinem Beruf mit dem Wissen beschäftige, ich in meinem Beruf gute Zensuren erzielen will .

2. Klopfrunde- Zittern in den Händen....

<u>Aufnahme durch den Schüler:</u> *„das tut gut, mir geht es besser- strahlt."*

<u>Entwicklung, mit Ergebnis:</u> Klopft regelmäßig Thymusdrüse, ist in der Lage, alleine verschiedene „Tagesprobleme" mit Tapping zu lösen.

<u>Klopft der Schüler weiter, Zitat über die erlernte Technik:</u> *„Mir geht es seither innerlich lockerer und leichter"*

3. Erfahrungsbericht: 1. Hilfe - Todesnachricht

1.Hilfe – Sofortentscheidung zu Tapping innerhalb 2 min.

Schülerin (19) kommt in der 20min. Pause ins Vorbereitungs- zimmer. Ist sonst eine in sich stark gefestigte Persönlichkeit, weint sehr, da ihr Ausbilder verstorben ist, fasst sich überhaupt nicht. (Tee, trösten, zuhören.....), die anderen Kolleginnen gehen in die Stunde, ich hatte das Gefühl, die kannst du nicht allein lassen, hier stimmt was nicht, hatte auch selber Unterricht. Sie sagt, der Ausbilder hat sich das Leben genommen. Ich kannte den Ausbilder selbst sehr gut, durch viele Kontakte, Umsetzung praktischer Aufgaben im Betrieb, war schwer krank.

Ich habe sie gefragt, da sie über die Art und Weise des Ablebens so verzweifelt war, ob ich mit ihr einfach mal Tapping machen kann. Ohne, dass wir das je vorher gemacht haben, sie wusste nur, dass ich das mit einer Klassenkameradin durchführte, die heute regelmäßig Tapping macht, dass es das gibt.

<u>Einführung, Verlauf spez. Klopfsätze:</u> Schülerin willigt ein, wir haben sofort begonnen.

- obwohl ich völlig verzweifelt bin über die Art und Weise, wie (Name)... aus dem Leben geschieden ist...
- obwohl ich es überhaupt noch nicht richtig fassen kann...

⇒ löse ich diese völlige Verzweiflung auf in Licht und Liebe und setze an die Stelle eine friedliche ruhige Trauer, die dem Anlass entspricht, weiß, dass (Name)... sicher und geborgen ist, die Entscheidung von (Name)...das Leben so zu beenden, seine persönliche Entscheidung ist, die ich akzeptiere, aber für mich , wenn ich in ähnliche Situationen kommen sollte, meine persönliche Entscheidungen treffen werde, die nichts mit (Name).. zu tun haben. Ich behalte in meinem Herzen eine liebe Erinnerung an unsere gute Zusammenarbeit, kann bei meiner Arbeit, die von (Name)...erlernten Fähigkeiten einsetzen und so meine Erinnerungen an ihn bewahren.

<u>Aufnahme durch den Schüler:</u> durchatmen, *„Es wird unwahrscheinlich leichter. Ich werde ruhiger, es geht wieder."*

<u>Entwicklung, mit Ergebnis:</u> an diesem Tag, eine Runde zum Durchatmen an die frische Luft. Nächster Tag, Handbuch zum Durcharbeiten, gesamt, kurze Erklärung, hat sich sofort selber eine Thymusliste angelegt. Wir arbeiten weiter, sie will die

Technik erlernen. Vor der Beerdigung kurzer SMS – Austausch -Trauer, innerer Friede, Erinnerung.

klopft der Schüler weiter, Zitat über die erlernte Technik: *„Ich habe jetzt „gigantische Glücksmomente" und das ist das Beste, was mir passieren konnte, ich bin so lebensfreudig geworden".*

4. Erfahrungsbericht: Lustlosigkeit und Unzufriedenheit

Schülerin 28, klagt, „ich bin mit mir so unzufrieden, lustlos, mein Körper und ich selber, alles so nichts richtiges, will Sport machen, weiß es, tue es nicht, lasse mich gehen..."

Einführung, Verlauf spez. Klopfsätze: Handbuch zum Durch-arbeiten, 1.Treffen nur Thymusliste angelegt, 1. Thymus-klopfen, mit Glaubenssatz, kurze Erklärung Klopfablauf ausführliches Gespräch: Lebenswille, Lebenslust, Lebensfluss, Lebensziel.

- Obwohl ich lustlos an meine täglichen Herausforderungen herangehe und unsicher in meiner Lebensplanung bin...

⇒ an diese Stelle setze ich das Herauslassen meiner in mir ruhenden Lebenskraft und ich es selbst in der Hand habe, mein Leben zu gestalten, ich ab jetzt die Gedanken ändere, immer alles auf Morgen zu verschieben und für mich an diese Stelle setze, ich tue es jetzt, heute. Es ist gut für mich, meine Ziele konkret zu formulieren, mir für den Sport konkrete Sportarten und Zeiten vorzunehmen, meine Herangehens-weise an Herausforderungen zu ändern, Lernmethoden anzunehmen, mit denen ich gut umgehen kann und dadurch innerlich fröhlich und lebenslustig bin.

Aufnahme durch den Schüler: *„Das tat gut, mit dem Gedanken die Richtung zu ändern, das ist was für mich. "*

<u>Entwicklung, mit Ergebnis:</u> hat ihr Verhalten geändert, ist wieder aktiv, klopft und affirmiert

<u>klopft der Schüler weiter, Zitat über die erlernte Technik:</u> Klopfen ja, in Situationen, die ich nicht so lösen kann, sonst mehr mit Affirmationen, die sogar auf Englisch, um nebenbei Englisch zu üben (Louise Hay.com, tägliche Affirmationen)

5. Erfahrungsbericht: Schulwettbewerb

Schülerin (19) ist völlig aufgelöst, „ich vergesse alles, bin völlig neben mir, habe Angst zu versagen".

<u>Einführung, Verlauf spez. Klopfsätze:</u> habe sie gefragt, ob sie eine kurze effektive Methode an sich probieren will, um ruhiger an den Wettbewerb zu gehen. Willigt ein. Nach kurzem Vorzeigen der Klopfpunkte sie einfach nur klopfen lassen, ohne reden, dann gemeinsame Klopfrunde durchgeführt.

- obwohl ich panische Angst habe, im Wettbewerb zu versagen…

⇒ an diese Stelle setze ich mein Wissen, dass ich mich auf diesen Tag nach bestem Ermessen vorbereitet habe, das auch bei meiner Präsentation und allen praktischen Arbeiten rüberbringen kann. Und das Schönste am Wettbewerb ist, einfach teilnehmen zu können. Ich entscheide jetzt, dass ich mir vertrauen kann. Ein bisschen Aufregung dabei ist gut, aber das Maß ist nur so hoch, das ich klar bei der Lösung meiner Aufgaben bin.

<u>Aufnahme durch den Schüler:</u> *„He, das ist aber cool. Mir geht es richtig gut und es kann losgehen."*

Entwicklung, mit Ergebnis: hat an diesem Tag den Wettbewerb gut gemeistert und darüber vergessen, wie sie morgens
"umhergeflattert" war.

Klopft der Schüler weiter, Zitat über die erlernte Technik:
Klopft erst einmal häufig einfach so, wenn sie merkt, es
kommen Emotionen hoch, findet das enorm beruhigend.

6. Erfahrungsbericht – Angst vor mündlichem Abhören

Schülern (18), lustiges, aber teilweise schüchternes und am
liebsten unauffälliges Mädchen. Will nicht vor der Klasse und
fremden Personen sprechen, wurde gehänselt in der
Mittelschule von Schülern, weil Antworten ungenügend oder
unvollständig.
Ausbilder reagiert impulsiv auf nicht pünktlich erbrachte
Unterschrift unter Lohnzettel - Mutti angeschrien, Schülerin
völlig aufgeregt - wie soll ich jetzt reagieren, entsetzt und
traurig?

- obwohl ich große Angst habe, zu meinem Ausbilder zu
  gehen und mit ihm zu reden, seine Reaktionen nicht
  vorhersehen kann...

⇒ da ich keine Angst zu haben brauche, ich mir bewusst bin,
eine Fehler begangen zu haben, ich um Verzeihung bitte, ich
ab jetzt achtsamer und verantwortungsbewusster mit
Verpflichtungen umgehe, ich weiß, dass jeder seine Art hat,
auf Reaktionen zu reagieren, für die er selbst verantwortlich
ist, die mit mir und meiner Art und Weise nichts zu tun haben

Aufnahme durch den Schüler: „Das tut ja gut. Es geht sehr
gut." Sprechen klappt, zum Ausbilder gegangen.

Entwicklung, mit Ergebnis: will Handbuch haben, findet
Methode gut, klopft einfach mal so, will es richtig lernen.

7. Erfahrungsbericht: Angst vor dem Ausbilder

Schüler (19) eher zurückhaltender ruhiger, praktisch ok, vertrödelt sich dabei gern, Schule fällt schwer, vor allem schriftlich zu erledigende Arbeiten. Kurz vor Lehrabschluss, Berichtsheft unvollständig abgegeben, hat mehrere Vorladungen in der Prüfungskommission, hält Termine nicht ein, erscheint nicht, Klassenkameraden helfen beim Ausfüllen, keiner weiß, warum er nicht zum Ausbilder will, der ist doch immer freundlich. Termin wieder verstreichen lassen. Vorher mehrere Male angesprochen, geholfen..., druckst rum, will am liebsten verschwinden..., frage ihn kurz und bündig, ob er - ehe die Rücklichter vom letzten Zug abgefahren sind - Hilfe annehmen will, was los ist. Da sagt er endlich, was mit dem Ausbilder los ist, der putzt einen runter, macht Kleinholz aus mir, brüllt mich an, ich weiß schon vorher was passiert, ich will da nur noch weg, habe Angst (war ein erleichterndes Eingeständnis, das ausgesprochen zu haben- bei 2.05 m Länge).

<u>Einführung, Verlauf spez. Klopfsätze:</u> habe ihn angesprochen, ob er Methode kennenlernen möchte, mit der es möglich ist, diese Angst aufzulösen. Methode gesamt erklärt, etwas skeptisch, über neue Technik, Erklärung Klopfablauf über Hefter

- Obwohl ich übergroße Angst vor den Reaktionen meines Ausbilders habe und am liebsten Weglaufen will,...

⇒ da ich keine Angst zu haben brauche, ich mir bewusst bin, meine Verpflichtungen nicht erfüllt zu haben, damit Fehler begangen habe, ich offen um Verzeihung bitte, ich mich mit innerlich fester Haltung und meiner christlichen Grundeinstellung den Lebensaufgaben stelle, ich meinen Ausbilder ehrlich anspreche und ansehe, meine träge passive Haltung aufgebe, ich ab jetzt Prioritäten setze, um gestellte Ziele zu erreichen. Ab jetzt achtsamer und verantwortungsbewusster mit Verpflichtungen umgehe, ich akzeptiere, dass jeder seine Art hat, auf Fehler zu reagieren, für die er selbst verantwortlich ist, die mit mir und meiner Art und Weise nichts zu tun haben und auch nie meine Art sind auf Fehler anderer zu reagieren. Dafür bin ich Christ und kann dem Lebensfluss vertrauen.

<u>Aufnahme durch den Schüler:</u> gehen gemeinsam noch einmal in die Situation. *„Ich denke das funktioniert, mir geht es besser und ich habe das Gefühl, das ich das jetzt schaffe."* Mutti mit eingeschaltet, als Begleiterin zum Ausbilder...

<u>Entwicklung, mit Ergebnis:</u> hat geklappt, Erleichterung vollständig eingetreten, selber dankbar, geht den Weg, Klassenkameraden sagen, der ist ein völlig Neuer, Eltern sehr dankbar.

8. Erfahrungsbericht: Angst vor der Prüfung

Schülerin (19)- Kind einer Freundin - Zufällig telefoniert, vor ihrer Englisch-Prüfung zum Abitur, Erbrechen, Durchfall – ist für 1. Termin krankgeschrieben.

<u>Einführung, Verlauf spez. Klopfsätze:</u> habe angeboten, sie für den 2. Termin fitzumachen mit Tapping, Treffen, Methode gesamt erklärt, Schülerin sehr ruhig und konzentriert zugehört, kurze Einführung Tapping, alles über Hefter gezeigt,

* obwohl ich Angst habe, in der Prüfung zu versagen, einen Black-Out zu haben, bzw. das gelernte zu vergessen, mich leer und hilflos fühle, da die Lehrerinnen (Namen) immer sehr schnell gelehrt und sich rücksichtslos gegenüber mir verhalten haben...
aufgelöst...

weiteres Thema: ich habe kein Selbstbewusstsein, ich bin überfordert mit der Verantwortung die ich für mich habe, seit ich 18 bin, bin zu lustlos und warte ab was kommt, Thema konnte geklärt werden, Verantwortung übernehmen, loslösen von Eltern als Kind, erwachsen sein, für sich selbst, das Leben gestalten nach eigenen Vorstellungen, unterscheiden nach wichtigen und unwichtigen Dingen, Verantwortung für die selbstgewählte Ausbildung übernehmen.

Aufnahme durch den Schüler: *„Sehr erleichtert, was war das jetzt, wo haben sie das her, das ist gut, gelöst, dankbar".*

Entwicklung, mit Ergebnis: Nachfrage – *„Tapping sehr gut, ich habe noch viele Themen..."*

9. Erfahrungsbericht: Zu spät zur Prüfung

1.Hilfe – Sofortentscheidung zu Tapping innerhalb 2 min.

Schülerin(19) kommt zu spät am Prüfungstag, unkorrekte Absprache zwischen ihr und dem Autofahrer, wird später gebracht, darf nicht mehr in 1. Prüfungsteil, später ab 2. Teil Mitschrift, sehr aufgeregt innerlich, unsicher, ängstlich, enttäuscht von Jungen, der sie nicht mitgenommen hat und an so einem wichtigen Tag hat stehenlassen, aufgeregt und ängstlich, ob sie jetzt alles schafft und was jetzt aus dem 1. Prüfungsteil wird. Kurze Absprache, was werden kann, Tapping angeboten,

Einführung, Verlauf spez. Klopfsätze: Schülerin willigt ein, wir haben sofort begonnen.

- obwohl ich erwartet habe, dass (Name) mich an so einem wichtigen Tag nicht sitzen lässt,...

Aufregung und Unsicherheit in der 2. Tapping-Runde....

Aufnahme durch den Schüler: durchatmen, *„Es geht alles so raus"* – Staunen.

Entwicklung, mit Ergebnis: nimmt an 2. Prüfungsteil teil und es findet sich auch eine gute Lösung zur Nachschrift, die ihrem Vorhaben nach der Lehre nicht im Wege stehen.

10. Erfahrungsbericht: Wie gelähmt in der Leistungskontrolle

Schüler (17), steht nicht auf bei mdl. Leistungskontrolle, Bewegungsunfähig, Black-Out, ansprechen, Tapping gleich nächste Stunde.

Einführung, Verlauf spez. Klopfsätze: kurze Erklärung, längeres Gespräch über vorherige Herangehensweisen - einzeln, extra, gar nicht LK, konnte so die gesamt Schulzeit absolvieren, Wissensstand top, Vorbereitungen fachlich sehr gut, sobald Kontrolle angekündigt, Panik, Black-out, schämt sich, dass es so ist, kann keine konkreten Situationen zuordnen. Wenn er angesprochen wird, steigt die Aufregung, hat Angst davor, dass etwas passiert, was schief läuft, jemand lacht.

Haben das geklopft, Scham- Auflösung in Möglichkeit..., Vorbereitung, Verantwortung für sich selbst

Aufnahme durch den Schüler: durchatmen, sehr ruhig, *„Es ist besser".*

Entwicklung, mit Ergebnis: Zustimmung Mutti erbeten, Handbuch per Mail, will eventuell weiteren Termin, *„Es hat sehr gut getan".*

<u>weiteres Thema</u>: weitere Tapping Stunde, es wird in langsamen Schritten gearbeitet, ist sehr sensibel aber traut sich langsam vorwärts, traut sich weiterhin nicht, aufzustehen, weiteres Gespräch und Öffnung der Möglichkeiten mit Tapping - Verstand sagt, ich würde gern, es geht, Körper streikt, stemmt sich dagegen, Verstand findet das blöde,- ich weiß es steht was an - Verstandesgemäß kommt ´es klappt sowieso nicht, dass ich es mache, aufstehen, vor die Klasse gehen reden´, Glaubenssatz- herausgearbeitet mit Konfrontations- Tapping. Gemeinsam erarbeiteter Satz der sich gut anfühlt, Situation exakt beschreibt –

Obwohl ich glaube, dass es durch meine Erfahrung ausreichend begründet ist, dass es mit der Prüfsituation sowieso nicht klappt, ich nicht aufstehe, vorgehe, mich der Prüfsituation unterziehe, trotzdem liebe und akzeptiere ich mich so, wie ich bin. Ich löse den Glaubenssatz auf, weil er nicht stimmt. ..An diese Stelle setzte ich, meine Akzeptanz, dass es anders gehen kann, das ich bereits Erfahrungen bei der Feuerwehr gemacht habe, dass es geht, meinen Willen und meine verstandesgemäße Bereitschaft ist da, mich der Prüfsituation zu stellen.

<u>klopft der Schüler weiter, Zitat über die erlernte Technik</u>
„Geht gut, können das weitermachen".

11. Erfahrungsbericht: Inneren Druck auflösen

Schüler (17), wollte Tapping-Handbuch, ca. 1 Jahr später spricht er mich an, ich will unbedingt Tapping, ich glaube es ist höchste Zeit mit mir.

Einführung, Verlauf spez. Klopfsätze: Hauptthema, fühlt sich eingeengt Freiheit beraubt, festgekrallt, unter Druck gesetzt, wenn/dann - Prinzip zu Hause... Vertrauen hinüber, ist frustriert und schon deprimiert durch Mutti, geht jetzt mit Freundin selbst so um, ist über sich schockiert. Will verlässliche, offene, vertrauensvolle Beziehung, Nähe genießen, gemeinsames Tun in Frieden, anerkannt werden als Erwachsener.

Haben Vorwürfe Mutti sehr gut bewältigt, konnten Verant-wortung, Vertrauen, Freiheit, Ruhe Geduld, Umgang miteinander, Angst vor Enttäuschung, hohe Erwartungen in mehreren Etappen einzeln bearbeiten, es war sehr gut, emotional und erfolgreich.

Aufnahme durch den Schüler: durchatmen, weint, *„Ich habe es losgelassen."*

Entwicklung, mit Ergebnis: berichtet am nächsten Tag von grundlegendem klärenden Gespräch mit Mutti und ehrlicher Nachricht von Freundin- sie will einfach mal Zeit, Raum und Ruhe... will weiteren Termin

klopft der Schüler weiter, Zitat über die erlernte Technik: *„Es ist so etwas krasses, mir geht es so chillig und gut."*

12. Erfahrungsbericht: Den inneren Saboteur entwaffnen

Schüler (23), wollte Tapping-Handbuch, spricht er mich an, ich will unbedingt Tapping erlernen, kennt grundlegende Wirkung schon durch Erklärung von anderen.

<u>Einführung, Verlauf spez. Klopfsätze:</u> Hauptthema, ist unzufrieden mit sich, sich selbst nicht genug Zeit für sich zu nehmen generell eher ruhig und besonnen, in sich, haben Unzufriedenheit besprochen- Wahl Verantwortung für sich, die Zeit so einzuteilen, dass er zufrieden sein kann...

<u>Aufnahme durch den Schüler:</u> durchatmen, *„Das geht, ich glaube sobald ich heute heimkomme, habe ich Zeit für mich. Können wir nächste Woche wieder eine Tapping-Stunde machen?"*

<u>Entwicklung, mit Ergebnis:</u> möchte mit Tapping weiter arbeiten

<u>weiteres Thema</u>: nächste Stunde, erzählt von sich – mit 3 Jahren nach D gekommen Flüchtling, erzählt ganze Geschichte, ist zerrissen, wo gehöre ich hin, viel Unklarheit, hofft auf Klärung, 2x Eltern..., Heimatland?, meine Aufgabe, was wäre aus mir geworden, wenn ich so gleichmäßig wie die Leute hier hätte leben können- , ich wollte das gar nicht alles wissen, man hat es mir erzählt - alles erzählt, haben im Gespräch vieles Erlebtes besprochen und versucht unter anderen Aspekten zu betrachten, was gut tat – abends bedankt per SMS.

Abmachung täglich Thymusdrüsen Tapping - haben geübt hat sofort umgesetzt, mehrere Male geklopft, *„Eh das tut gut"*

13. Erfahrungsbericht: Versagensängste, durchzufallen

Schüler (22), 2 Lehrerinnen erzählen von sehr aufgeregtem Schüler, ist immer gut in den Leistungen. Eher sehr korrekt, manchmal vergisst er einfach etwas, übersieht es..., es stehen Abschlussprüfungen in der Berufsschule an. Habe anschließend Unterricht und nach der Stunde bitte ich den Schüler, da zu bleiben. Ich frage, alles ok. wegen morgen, bist Du aufgeregt. Unterhalten uns, er erzählt von Versagens-ängsten, dass er durchfällt. Na klar nehme ich das ernst, frage auch ob das so schon immer ist, nein erst seit 3 Jahren, früher ging das. Ich sage, mir liegt viel daran, dass er sich das Wissen - er ist sehr fleißig - auch zugänglich machen kann. Anfrage von mir nach Selbsthilfemethoden, kennt Tapping- meine Mutti macht auch so alternative Sachen, man muss ja nicht immer gleich eine Tablette schlucken..., ich biete ihm es sofort an.

<u>Einführung, Verlauf spez. Klopfsätze:</u> kurz erklärt, haben als 1. panisch große Versagensangst geklopft, da sehr hoch, mehrere Runden klopfen, vor allem unter der Nase, Kinn, Schlüsselbein, bis zu Auflösung, Skala 2, dann wieder unterhalten, hat vor 3 Jahren das Abitur geschmissen, ich war zu faul – Altersregression, er fand besonders gut, dass er sich dort als jetzt Älterer, erfahrener abholen und mitnehmen kann, er einen Platz für den 19 jährigen, der faul war, gefunden hat, sich vertrauen kann, das war sehr deutlich und klar und für ihn erlösend.

<u>Aufnahme durch den Schüler:</u> von Tapping sehr gut, es wird besser, Klasse, fühlte sich entlastet, erleichtert, schrieb nach der Prüfung, *„Ich war vorher aufgeregt, in der Prüfung ruhig und konzentriert".*

<u>Entwicklung, mit Ergebnis:</u> möchte mit Tapping weiter arbeiten, habe ihm das Handbuch geschickt

Schlussworte

Sie haben nun viele Beispiele wie Gefühle benannt und geklopft werden können. Ich kann immer wieder nur betonen wie wichtig es ist, zuzuhören, was der andere sagt und genau dies auch in einem Satz zu formulieren.

In einigen der Beispiele sind bereits positive Ergänzungssätze vorgegeben. Meine Erfahrung hat mich gelehrt, dass dies ein wichtiger Schritt in die Veränderung ist. Wenn wir einen Platz frei gemacht haben (ein negatives Gefühl aufgelöst) ist es nur natürlich, dass dieser Platz wieder besetzt wird. Wenn wir den Platz frei lassen, können andere negative Verknüpfungen ihn belegen. Am besten setzen wir das positive Gegenstück zu dem, was vorher war an diese Stelle.

Seit ich mit energetischen Techniken arbeite war mein Bestreben, diese Techniken Kindern und Jugendlichen zugänglich zu machen. Sie ist so einfach und effektiv, sie lehrt uns, dass wir mit uns und unseren Emotionen selbstverantwortlich umgehen können, dass wir nicht ausgeliefert sind und dass emotionale Freiheit für jeden greifbar ist.

Zum Schluss noch einmal die Erinnerung: eine negative Emotion entsteht u.a. durch eine Blockade im Energiefluss der Meridiane. Wenn die Blockade aufgelöst ist, die Energie wieder frei fließen kann, ist die negative Emotion eine neutrale Erinnerung, die uns lehrreich sein kann, jedoch nicht mehr belastet.

Ich wünsche Ihnen von Herzen die Einsicht, zuerst sich selbst emotional frei zu machen und den Mut, Ihren Schülern die Welt der Emotionen und den Umgang damit zu eröffnen und gemeinsam die Freiheit und Zusammengehörigkeit zu entdecken!

Da es mir tatsächlich ein persönliches Anliegen ist, diese Entwicklung an deutschen Schulen in Bewegung zu setzen, stehe ich Ihnen gerne unentgeltlich für Fragen bezüglich der Einführung und Umsetzung in der Schule zur Verfügung.
Diese können Sie mir per E-Mail schreiben oder Sie rufen mich einfach mal an.

Ich lade Sie ein, ein kostenloses telefonisches Probe-Coaching bei mir zu machen. Dann können Sie sich persönlich von der Effektivität überzeugen.

Ich freue mich auf Sie!

Herzlichst Ihre

Iris Mutschler-Austere
Life- & Business-Coach
Fortbildungen in Energetischer Psychologie
C/Ramón y Cajal13 | E-07011 Palma de Mallorca
Büro Deutschland: +49 06233-299520
Büro Spanien: +34 971 160 419
www.iris-austere.com ◊ www.lehrer-spiegel.com

Notizen:

....

....

....

....

....

....

....

....

....

....

....

....

....

....

....

....

....

....